本书是江西省社会科学基金"十三五"重大项目"支付方式改革如何推动
定点医疗机构精细化管理研究"（20YBZD02）的研究成果

支付方式改革

推动定点医疗机构精细化管理研究

基于江西 DRG 和 DIP 国家试点

RESEARCH ON PAYMENT REFORM PROMOTING REFINED
MANAGEMENT OF DESIGNATED MEDICAL INSTITUTIONS：
BASED ON JIANGXI DRG AND DIP NATIONAL PILOT

季凯文　钟静婧 ◎ 著

U0226420

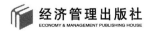

经济管理出版社

ECONOMY & MANAGEMENT PUBLISHING HOUSE

图书在版编目（CIP）数据

支付方式改革推动定点医疗机构精细化管理研究：基于江西 DRG 和 DIP 国家试点/季凯文，钟静婧著．—北京：经济管理出版社，2023.5
ISBN 978-7-5096-9041-3

Ⅰ.①支…　Ⅱ.①季…②钟…　Ⅲ.①医药卫生组织机构—支付方式—体制改革—研究—中国　Ⅳ.①R197

中国国家版本馆 CIP 数据核字（2023）第 093965 号

组稿编辑：杜　菲
责任编辑：杜　菲
责任印制：许　艳
责任校对：蔡晓臻

出版发行：经济管理出版社
　　　　　（北京市海淀区北蜂窝 8 号中雅大厦 A 座 11 层　100038）
网　　址：www.E-mp.com.cn
电　　话：（010）51915602
印　　刷：唐山玺诚印务有限公司
经　　销：新华书店
开　　本：720mm×1000mm/16
印　　张：11.5
字　　数：148 千字
版　　次：2023 年 5 月第 1 版　2023 年 5 月第 1 次印刷
书　　号：ISBN 978-7-5096-9041-3
定　　价：88.00 元

前　言

  本书紧扣党中央、国务院深化医疗保障制度改革的决策部署，基于江西 DRG 和 DIP 国家试点，在充分调研的基础上，对江西医保支付方式改革进展情况及存在的主要问题进行了深入剖析，对医保支付方式改革如何影响江西省医院、医保部门、患者、医药企业进行了深入研判，并借鉴广州、无锡、三明、金华、成都等地医保支付方式改革试点经验，科学系统地提出江西推动医保支付方式改革的总体要求、主要任务及政策建议。同时，在总报告的基础上，设计了南昌、赣州、宜春、鹰潭、上饶、吉安 6 个专题报告。具体而言，本书内容分为以下六章：

  第一章，医保支付方式改革及定点医疗机构精细化管理的现状和趋势。通过梳理总结，对 DRG 和 DIP 两种医保支付方式改革现状进行阐述，指出我国医保支付方式改革的三大趋势，一是医保支付方式以 DIP 为主，DIP 和 DRG 将长期共存，二是收费一体化管理，三是打包支付模式成为医院普遍的创收模式。另外，阐述了我国定点医疗机构运营管理、预算管理、内部控制管理、绩效管理的现状，指出我国定点医疗机构精细化管理的四大趋势是专业化建设、信息化、医疗服务新模式、专病运营。

  第二章，江西医保支付方式改革及定点医疗机构精细化管理现状。通过调查研究，对江西参与医保支付方式改革的 12 个统筹区试点的进展情况进行阐述，梳理了江西关于医疗机构精细化管理方面的政策以及各地医疗机构精细化管理开展的有关工作，剖析了江西在医保支付方式改革及定点医疗机构精细化管理方面存在基层医疗机构信息化建设落后、改革联动不足、病种分组和支付标准确定依然存在争议、专业化管理队伍和专家队伍建设滞后、病案首页质量不高、中医院及中医药很难融入医保支付方式改革、医疗机构预算管理不足、医疗机构绩效管理层次较低等问题。

第三章，医保支付方式改革对江西定点医疗机构及相关利益方的影响研判。立足医院管理、医保部门管理、患者就医及医药企业四个视角，逐一分析了医保支付方式改革对其产生的影响。从医院管理来看，一方面，医保支付方式改革会对医院管理的机构职能、质量管理、病案管理及信息管理等方面造成内部影响，增强医院的成本控制和效率提升意识，细化医院对科室的考核内容和标准以及财务管理，给医院的医疗服务行为带来多方面的影响；另一方面，医保支付方式改革会给医院带来外部影响，使省内医院之间的关系更加复杂，加大医院面临的绩效考核压力，并对医院进行医疗技术创新造成多重影响。从医保部门管理来看，医保支付方式改革能够促进医保部门精细化管理水平，强化医保部门与卫健部门的一体化倾向。从患者就医来看，医保支付方式改革会缓解患者看病贵、看病难的问题，也会提高医疗服务质量，但同时给重病患者带来就医难度和费用增加、医疗服务质量降低等问题。从医药企业来看，医保支付方式改革会进一步降低部分药品和医药器材的价格，并且对具有成本优势和创新能力的医药企业形成较大的市场激励。

第四章，国内医保支付方式改革的典型案例剖析。立足三明、广州、无锡、金华、成都五个医保支付方式改革的先进地区，对国内 DRG 和 DIP 支付改革的典型案例进行剖析，总结出"三医"联动深化 DRG 支付改革的"三明经验"，基于大数据构建 DIP 支付体系的"广州经验"，加强病案质量监管深化 DRG 支付改革的"无锡经验"，基于病组点数法构建 DRG 支付体系的"金华经验"，依托智能监管体系深化医保支付方式改革的"成都经验"，进而为江西推进支付方式改革提供参考。

第五章，以医保支付方式改革推动江西定点医疗机构精细化管理的总体要求和主要任务。立足以医保支付方式改革推动江西医疗机构精细化管理的总目标，围绕建立符合江西医疗服务体系特点的医保支付体系、坚持"保基本、结实际、勇作为、敢创新"的原则、以"五化"目标为牵引的总要求，提出江西以医保支付方式改革推动江西定点医疗机构精细化管理的短期及中长期任务。提出江西当前需要重点加快建立全省统一的信息管理系统，加快建立网络数据安全保护体系，加快提高病案首页质量，加快开展人员培训工作，加快医保支付方式改革中加入中医元素，加快精神类疾病住院按床日收付费改革。同时，提出江西需要在未来着力加强基本医疗保险基金收支预算管理，着力构建多元复合式医保支付体系，着力加强电子病案质量控制，着力做好医疗服务新业态的医保支付准入，着力健全医保基金监管机制，着力加强定点医疗机构协议管理，着力加强"三医联动"，着力健全医疗服务市场机制和提升服务质量，着力加强医保人才队伍建设。

第六章，以支付方式改革推动江西定点医疗机构精细化管理的政策建议。具体包括：一是以支付方式改革为动力，建立联动工作新机制。针对职责范围内的改革任务，实行主动式联动；针对重点改革任务，实行集中式联动；针对关联度密切的改革措施，实行牵引式联动；针对方向一致的改革措施，实行助推式联动，加快建立健全协商谈判机制，做实医保市级统筹实现垂直管理。二是以医疗服务智慧化为引领，加强智慧医疗系统建设。创新建设完善智慧医院系统，加强卫生信息共享平台建设，加强智慧医疗建设的宏观指导。三是以精细化管理为抓手，提升定点医疗机构管理水平。加快推进全面预算管理，强化病种成本精细化管控，构建多维度绩效考核体系，加强管理好药品耗材成本。四是以提升服务质量为根本，构建医院精细化管理新模式。聚焦服务质量提升，严守医院发展的生命线；聚焦成本结构优化，打造成本精细化管理新体系；聚焦激励机制改革，重塑绩效精细化管理体系。五是以强化协同监管为牵引，构筑医保监管新格局。加快健全基金监管责任体系，加快完善基金监管制度体系，加快建立基金监管执法体系。六是以提升基层服务水平为导向，完善分级诊疗新体系。稳定并扩大基层卫生队伍，加强区域医疗信息平台建设，加快提升基层医疗服务水平，进一步完善付费、用药、转诊规范等配套政策。七是以复合型人才培养为支撑，打造新型医保经办队伍。加强医保经办队伍建设，加强医保经办业务培训，打造一支本地化专家队伍。八是加强宣传引导和总结评估，营造良好的改革氛围。

本书的总体策划工作由季凯文、钟静婧负责，具体研究方案由季凯文、钟静婧制定。总报告的撰写由季凯文、钟静婧拟定写作框架并进行总指导，全书由季凯文、钟静婧、王旭伟、齐江波、卢靖磊、朱鑫尉、吴翔、胡杨俊、杨丰宇共同执笔完成。其中朱鑫尉负责第一、第二章的撰写（共计 3 万余字），王旭伟负责第三、第五章的撰写（共计 3 万余字），胡杨俊负责第四、第六章的撰写（共计 3 万余字），最后由季凯文、钟静婧负责统稿和修改总纂。

　　本书的顺利完成与整个研究团队的辛勤努力密不可分，正是由于课题组成员之间的团结合作、密切配合，才保证了本书的顺利出版。本书在具体撰写过程中，借鉴吸收了大量前人的研究成果，在此对所有作者表示衷心的感谢。特别值得一提的是，本书是江西省社会科学基金"十三五"重大项目"支付方式改革如何推动定点医疗机构精细化管理研究"（20YBZD02）的课题成果，在研究过程中得到了江西省医疗保障局的大力指导、支持和资助，江西省医疗保障局党组成员、副局长吴国平，二级巡视员王秀珠以及医药服务管理处有关领导给予了鼎力支持。另外，课题评审还得到江西省人民政府原副秘书长、研究室原主任陈石俊，江西省社科规划领导小组办公室主任刘志飞，江西省中医药研究院党委书记、主任医师刘晓青，江西财经大学财税与公共管理学院教授万谊娜，南昌大学第一附属医院医疗保障处处长张蓉的充分肯定，并获结题优秀。

　　由于时间紧凑，本书只是以江西 DRG 和 DIP 国家试点为案例，从实践方面对支付方式改革推动定点医疗机构精细化管理研究进行初步探索，还有很多问题值得深入研究，在今后的研究中课题组将不断加以改进和完善，也恳请同行专家学者提出宝贵意见。

目　录

第一章
医保支付方式改革及定点医疗机构精细化管理的现状和趋势

当前我国经济由高速增长阶段转向高质量发展阶段，医保基金的筹资形式日益复杂，但随着生活水平的提高和人口老龄化程度的加剧，人们的医疗服务需求规模和层次却在逐步升级。在以按项目付费为主的支付方式下，医疗卫生系统的服务压力和医保基金亏空的风险在逐渐增加。特别是在国家大力推进实施健康中国战略和构建新发展格局的背景下，医疗服务供给效率不高与医保支付效率不高的短板效应日益凸显。医保作为基本的民生工程，其运行的可持续性直接关乎公众利益，深化医保支付方式改革迫在眉睫。为此，国家层面于 2017 年和 2020 年出台了《国务院办公厅关于进一步深化基本医疗保险支付方式改革的指导意见》和《中共中央 国务院关于深化医疗保障制度改革的意见》等文件，明确了支付方式改革的目标是推行以按病种付费为主的多元复合式支付方式。

明确我国医保支付方式改革的现状和趋势是深化江西医保支付方式改革，推动定点医疗机构实现精细化管理的重要基础。

一、我国医保支付方式改革的背景和现状

　　根据国家医疗保障局（以下简称国家医保局）发布的《2020年全国医疗保障事业发展统计公报》，截至 2020 年底，我国全口径基本医疗保险参保人数达 136131 万人，参保率稳定在 95% 以上，医保已经成为一项覆盖全民的保障制度，继续统筹扩容的空间不大。而随着制度内赡养结构进一步老化，在制度保障改善、民生能力增强的同时，支出刚性压力也在进一步加大，医保支付效率却并不高。在此背景下，如何提升医保的支付效率成为了改革的重要突破口。

　　国际上通行的医保支付方式可归纳为后付制、预付制、一体化制、以资源为基础的相对价值标准制四大类。后付制和预付制是使用最多的两种支付方式，后付制是指在提供了医疗服务之后，医疗保险机构根据医疗费用开支的多少，按一定比例向医疗机构或病人支付医疗费用，以按项目付费制为代表。预付制是指在医疗服务机构提供医疗服务之前，医疗保险机构就按合同向医疗服务机构提前支付费用，包括按人头付费法、服务单元付费法、按病种付费法和总额预算法等支付方式。

　　长期以来，我国大部分地区实行的主要医保支付方式是按项目付费，其操作方便、管理简单，而且有利于新技术的运用。但其支付效率并不高，医生价值也不能充分体现，患者看病负担较大（按项目付费的基本特征如表 1-1 所示）。在控费提效的背景

下，将按项目付费的后付制转换为包括按人头付费法、按病种付费法和总额预算法等的预付制成为了医保支付方式改革的基本方向。

表 1-1　按项目付费的基本特征

经济性		效率性		公平性	
医疗总费用控制效果	差	医疗服务质量	低	机会公平	高
医保的管理成本	较高	医疗行为规范	差	规则公平	差
参保人员负担	高	服务可及性	高	结果公平	低
		医疗资源利用率	较高		
		医院可持续发展	一般		
总体分析	差	总体分析	较差	总体分析	差

实际上，我国一直在探索适合国情的医保支付方式。目前，我国医保支付方式改革主要经历了三个阶段（见图 1-1）。《国务院办公厅关于进一步深化基本医疗保险支付方式改革的指导意见》提出，"2017 年起，进一步加强医保基金预算管理，全面推行以按病种付费为主的多元复合式医保支付方式。各地要选择一定数量的病种实施按病种付费，国家选择部分地区开展按疾病诊

第1阶段，初步建立了医疗费用标准，统一了医疗目录和收费价格，主要采用以按项目付费为主的医保支付方式

第2阶段，在医疗总费用持续超支的情况下，探索了较为合理的付费方式改革，对医疗服务总量进行了管控，并在此后试点推出了"总额预算"制度

第3阶段，在总额预算政策下，本着"差额不补、结余留用"原则进行了医保控费。虽然医疗费用得到了有效控制，但是医疗服务质量受到不同程度影响

图 1-1　我国医保支付方式改革的历程

断相关分组（DRGs）付费试点，鼓励各地完善按人头、按床日等多种付费方式。"至此，我国新一轮的医保支付方式改革进入了"快车道"。总体而言，我国新一轮医保支付方式改革的框架已经基本成型，重点聚焦 DRG 和 DIP 付费改革。

（一）DRG 支付方式改革现状

DRG（Diagnosis-Related Groups）支付也被称为按诊断相关分组付费。20 世纪 80 年代，美国首次将 DRG 支付模式引入老年医疗保险制度的补偿系统，不久后澳大利亚、德国、日本、韩国等国家都结合本国实际对 DRG 付费系统进行了创新应用。考虑到 DRG 支付方式对医保控费具有较好的效果，我国正在逐步探索 DRG 支付方式的推广运用，探索的历程如表 1-2 所示。

表 1-2　我国 DRG 支付方式推广探索的历程

年份	主要工作
2011	北京市启动了 DRG 付费试点工作
2015	国家卫健委在 BJ-DRG 基础上组织开发了 CN-DRG，随后被北京、广东、陕西、辽宁等省市采用
2017	CN-DRG 进行试点推广，标志着基于全国性的按疾病诊断分组付费系统开始进入试验阶段，福建的"三明经验"因实践成效显著而被国家大力推广
2018	国家医保局发文开展 DRG 试点城市申报
2019	国家医保局确定在 30 个统筹地区开展 DRG 试点
2019	国家医保局组织制定了《国家医疗保障 DRG 分组与付费技术规范》和《国家医疗保障 DRG（CHS-DRG）分组方案》，为在全国范围内推行 DRG 提供了现实基础
2020	由国家医保局出台的《国家医疗保障疾病诊断相关分组（CHS-DRG）细分组方案（1.0 版）》加快了 DRG 支付方式"全国一盘棋"的改革进程，各个地区现行的 DRG 支付系统都将转向 CHS-DRG，进而为建立全国统一的 DRG 支付标准提供了技术支撑

2019 年 5 月，国家医保局在 30 个统筹地区启动的 DRG 支付试点改革（试点名单如表 1-3 所示）明确了 3 个时间节点、5 个试点目标、7 项重点任务、376 个基本组、618 个细分组，为国家推动 DRG 支付方式改革提供了时间表、路线图和施工路线。从试点改革的总体安排看，试点地区在 2021 年实现 DRG 支付。试点工作按照"顶层设计、模拟测试、实际付费"分三年有序推进，在 2021 年最终实现实际付费。目前已经成立了 DRG 支付国家试点技术指导组，在技术标准制定、监测评估、智能监控等方面提供指导。从试点改革的目标看，试点目标着力实现医保管理的标准化和精细化。通过试点改革着力实现"五个一"的目标，即制定一组标准、完善一系列政策、建立一套规程、培养一支队伍、打造一批样板。从试点改革的任务看，涵盖了从信息系统建设到医疗行为监管等医保支付过程的关键环节。具体包含五大任务，一是健全 DRG 支付信息系统；二是制定用于医保支付的 DRG 分组；三是统一 DRG 医保信息采集；四是不断完善医保支付政策和经办管理流程；五是加强对医保定点医疗机构的管理。从试点改革地区的选择看，本次 DRG 支付国家试点工作选择的试点城市具有代表性和广泛性，将为后续的推广奠定坚实的基础。此次试点改革确定的 30 个城市涵盖了 4 个直辖市和 26 个地级市。从地理位置来看，除西藏外，各省份均有 1 市为试点，覆盖全国；从行政级别来看，有省级城市、副省级城市以及普通地市；从经济发展水平来看，既有发达地区，也有中等和欠发达地区。因此，本次 DRG 支付国家试点工作选择的试点城市具有代表性和广泛性，为后续的推广奠定了坚实的基础。从试点改革的具体推进情况看，针对 DRG 支付对技术基础和人员素质要求较高的特点，制定了涵盖逐级培训、定期评估、定期报告和沟通协调的推进机制。目前，DRG 支付国家试点技术指导组已经印发了《国家医疗保障 DRG 分组与付费技术规范》《国家医疗保障 DRG（CHS-DRG）分组方案》和《国家医疗保障疾病诊断相关分组（CHS-DRG）细分组方案（1.0 版）》，分组方案依据 30 个试点城市近三年来的 6200 万份病例数据，经过中华医学会组织的临床论证，形成了 376 个 ADRG 组、618 个 DRG 细分组。国家医保局积极开展相关培训指导工作，大多数城市都成立了以市领导为组长的 DRG 支付工作组，形成了国家—省区市—医疗机构逐级培训的机制。此外，国家医保局还积极开展了 DRG 支付国家试点监测评估工作，从组织实施、培训宣传、保障能力、数据采集、标准化和信息化建设、医保经办管理六个方面评价了试点进度，确保试点质量。

表 1-3 DRG 支付方式改革试点城市

北京市	浙江省金华市	海南省儋州市
天津市	安徽省合肥市	重庆市
河北省邯郸市	福建省南平市	四川省攀枝花市
山西省临汾市	江西省上饶市	贵州省六盘水市
内蒙古自治区乌海市	山东省青岛市	云南省昆明市
辽宁省沈阳市	河南省安阳市	陕西省西安市
吉林省吉林市	湖北省武汉市	甘肃省庆阳市
黑龙江省哈尔滨市	湖南省湘潭市	青海省西宁市
上海市	广东省佛山市	新疆维吾尔自治区乌鲁木齐市
江苏省无锡市	广西壮族自治区梧州市	新疆维吾尔自治区乌鲁木齐市（新疆生产建设兵团直属、十一师、十二师）

总体而言，DRG 支付方式试点改革取得了积极成效。例如，贵州的六盘水市已经形成了以 DRG 支付为主，按单病种付费、

按床日付费与按人头付费为辅的多元复合式医保支付体系。2020年1~8月，六盘水市城乡居民基本医保减免金额44227.97万元，DRG实际付费42302.56万元，与按项目付费相比减少1925.41万元，差额占比4.35%。DRG入组率达98.38%，发生病组数665组，病组使用率为95.82%。再如，江西上饶市自2019年被确定为DRG支付国家试点城市以来，在国家医保局、省医保局和市委、市政府的正确领导下，紧抓"数据质量关键、编码统一关键、平台建设关键、制度体系关键和组织培训关键"5个基础性关键工作，积极推进国家医保版疾病诊断分类编码和手术操作编码、病案首页规范填写、医保结算清单等15项基础编码，完成了三轮测算，搭建了信息化平台，改造了数据接口，确定了试点工作组织架构、专家团队和政策体系，畅通了沟通机制，持续开展病案质量控制等工作。按照工作进展和安排，于2021年7月起在首批试点医院中启动实际付费。但DRG支付方式改革对各方面的要求较高，一些地级市未能按期完成试点任务。在2020年11月国家医保局对30个试点城市的评估结果中，有8个城市未通过评估，试点城市在实践过程中普遍存在许多问题，如数据质量达不到要求、编码版本不统一、医保结算清单未全面使用、医保部门人员专业能力与精力不能满足试点工作等。

（二）DIP支付方式改革现状

DIP即基于大数据的病种分值付费技术，简称为按病种分值付费，DIP早期被称为"大数据DRG"，是一种融合了大数据技术和DRG支付设计思想的中国独创的付费方式。相比于DRG支付，DIP支付具有简单易行等特点，现阶段可能更适合我国的医保支付方式改革。我国对DIP支付的探索经历了较长的历程（见表

1-4）。特别是国家医保局在 2020 年发布了《区域点数法总额预算和病种分值付费试点工作方案》，试点覆盖了 71 个城市（试点城市名单如表 1-5 所示），加快了 DIP 支付方式改革。

表 1-4　我国 DIP 支付方式推广探索的历程

年份	主要工作
2003	江苏省淮安市最早进行按病种分值结算的探索，此后广东省中山市、江西省南昌市、安徽省宿迁市等地开始引入按病种分值付费
2017	广东全省各地市均出台了按病种分值付费办法。2018 年，除深圳市和佛山市外，其余城市全面实施 DIP 付费
2020	国家医保局发布了《区域点数法总额预算和病种分值付费试点工作方案》，试点覆盖了 71 个城市，并计划在 2021 年底前，全部试点地区进入实际付费阶段。11 月，国家医保局发布了《国家医疗保障按病种分值付费（DIP）技术规范》和《DIP 病种目录库（1.0 版）》

表 1-5　我国 DIP 支付方式改革试点城市名单

省份	城市
天津	天津市
河北	邢台市、唐山市、廊坊市、保定市
山西	阳泉市
内蒙古	呼伦贝尔市、赤峰市、鄂尔多斯市
辽宁	抚顺市、营口市
吉林	辽源市
黑龙江	佳木斯市、伊春市、鹤岗市
上海	上海市
江苏	淮安市、镇江市、宿迁市
安徽	宿州市、淮南市、芜湖市、阜阳市、宣城市、黄山市
福建	厦门市、宁德市、莆田市、龙岩市
江西	赣州市、宜春市、鹰潭市
山东	东营市、淄博市、潍坊市、德州市、济宁市、泰安市、滨州市
河南	焦作市、商丘市

续表

省份	城市
湖北	宜昌市、荆州市
湖南	常德市、益阳市、邵阳市
广东	广州市、深圳市、珠海市、汕头市、河源市
海南	三亚市
四川	泸州市、德阳市、南充市
贵州	遵义市、毕节市、黔南自治州
云南	文山州、昭通市
西藏	拉萨市、日喀则市
陕西	韩城市
甘肃	定西市、武威市、陇南市
青海	海东市
宁夏	固原市、石嘴山市
新疆	阿克苏地区、哈密市

　　DIP 支付方式改革试点开始后，国家医保局通过起草有关技术规范、招募专家队伍、指导地方开展试点等方式积极推动相关改革。当前，DIP 支付方式改革的主要内容包含以下几个方面：一是实行区域总额预算管理。统筹地区要按照以收定支、收支平衡、略有结余的原则，在综合考虑各类支出风险的情况下，统筹考虑物价水平、参保人医疗消费行为、总额增长率等因素，建立健全医保经办机构与定点医药机构的协商谈判机制，合理确定医保总额预算指标。不再细化明确各医疗机构的总额控制指标，而是把项目、病种、床日等付费单元转换为一定点数，年底根据各医疗机构所提供服务的总点数以及地区医保基金支出预算指标，得出每个点的实际价值，按照各医疗机构实际点数付费。二是实现住院病例全覆盖。国家层面统一确定病种分值目录库、核心与综合病种的划分标准等。试点城市根据本地数据，按照统一病种

组合规则，形成各自城市的病种分值目录核心病种与综合病种库。试点城市按照本地区前 3 年数据进行全样本数据病例平均医疗费用测算，确定核心病种的分值。对于综合病种、异常高值的病例，可通过病例单议、专家评审等方式确定病种分值。对于异常低值的病例，按实际费用确定病种分值。确定精神类、康复类及安宁疗护等住院时间较长的病例使用床日付费。三是制定配套的结算方式。根据按病种分值付费的特点，完善相应的医保经办规程和协议管理流程。医保经办机构按照本年度基金预算支出的总量，预拨一定周期资金（原则上为 1 个月），并在周期内按点数法结算。试点城市开展病种费用测算，分类汇总病种及费用数据，根据各病种平均费用等因素计算分值。试行分值浮动机制，引入医疗机构等级系数，区分不同级别医疗机构分值，并进行动态调整。对适合基层医疗机构诊治且基层具备诊治能力的病种，所制定的病种分值标准在不同等级医疗机构应保持一致。年底对医疗机构开展绩效考核，按照协议约定将绩效考核与年终清算挂钩。四是打造数据中心。在具备使用全国统一的相关医保信息业务编码的基础上，开展医保结算清单、医保费用明细表等质量控制工作。加强数据治理能力建设，制定数据填写、采集、传输、储存、使用等有关管理办法。开展医保信息系统数据库动态维护、编码映射和有关接口改造等工作，为医保支付方式改革和医保管理精细化打下基础。五是加强配套监管措施。针对病种分值付费医疗服务的特点，充分发挥大数据的作用，制定有关监管指标，实行基于大数据的监管。加强基于病种的量化评估，促进地区医疗服务透明化，避免高套编码、冲点数等行为。加强重点病种监测，确保医疗质量。六是完善协议管理。由试点地区规范本地的协议文本，完善按病种分值付费相关内容，对总额预算、数据报送、分组、结算等予以具体规定，强化医疗行为、服务效率等内容。明确医疗机构、经办机构等权责关系，落实有关标准、制度。七是加强专业技术能力建设。成立包括医保经办机构、医疗机构以及大学、科研机构人员等组建的专家队伍。形成以保证质量、控制成本、规范诊疗、提高医务人员积极性为核心的按病种分值付费的绩效管理体系。探索将门诊按人头、按项目付费，将紧密型医共体总额付费转化为点数，并与住院服务点数形成可比关系，实现全区域点数法总额预算。

二、我国医保支付方式改革的趋势

（一）DRG 和 DIP 支付方式长期共存，但 DIP 将成为我国主要的医保支付方式

目前，国家同时在推进 DRG 和 DIP 支付方式改革，虽然 DRG 胜于 DIP，但在当前的医保改革背景下，DIP 显然更加适合作为我国的主流医保支付方式。首先，就实施条件而言，DRG 要求医保信息系统具有相对统一的医保药品、诊疗项目和耗材编码；能够提供近三年的完整、规范、标准化医保结算数据；具备安装 DRG 分组器的硬件网络环境和运维能力，支持与医疗机构信息系统、DRG 分组器互联互通，保证数据传输的及时性、完整性和准确性。而 DIP 实施的基础条件则相对简单，主要涉及医保结算清单质量、组织管理等方面。基于国家 DIP 分组标准，医保

信息系统可在小幅度改造的情况下实现与 DIP 系统的兼容，主要改造软件系统的数据接口。其次，就实际操作而言，DRG 希望医院之间尽可能采取标准化的诊疗路径。然而现实情况是，不同医院、相同医院不同科室甚至同科室不同医生之间所采取的诊疗路径都可能有较大差异，这显然是 DRG 落地的一大障碍。相比之下，DIP 模式下病种划分更加容易，同一病种在不同地方可以有不同的诊疗路径，但不影响该病种的相对分值。无论对医院、医生还是医保，实现 DIP 的技术难度和约束都更小，可操作性更强，是现实环境下更务实的选择。最后，就改革推进的现实情况而言，DRG 推进进度缓慢，国家逐渐将改革重点转向 DIP。DRG 试点城市数目为 30 个，多为二线城市，而 DIP 试点城市有 71 个，含上海、深圳等大城市。因此，DRG 和 DIP 支付方式长期共存，但 DIP 将成为我国主要的医保支付方式。

（二）收付费一体化管理是大势所趋

近几年，我国多个地区都在进行按病种、按 DRG 等打包支付的探索与实践。在操作层面，大多是医疗机构仍然按项目向患者收费，医保机构向医疗机构支付时按病种或 DRG 标准进行支付。也就是说，医疗机构在对患者进行诊疗的过程中仍然按项目分解收费计账，而结算时，患者根据医保报销将自付部分付给医疗机构，余下部分由医保机构按该疾病所属病组的标准扣除患者自费部分后付给医疗机构，这个过程使得同一病种在收费和付费的定价和管理上脱节、病人和医保脱节，因此不能有效实现诊疗一体化管理。福建省三明市于 2018 年 1 月开始，在全国率先实施 C-DRG 收付费一体化管理，前端按 DRG 标准向病人收费，后端按 DRG 标准向医疗机构支付，实现了收付费的闭环管理，有效实现了诊疗一体化的监管模式。福建省于 2020 年 1 月开始在三家试点医院实施 C-DRG 收付费一体化管理，已初步探索出一种收费和付费有效衔接的管理模式。可以预见，随着医保支付方式改革的深化，收付费一体化管理模式将在全国范围内推广。

（三）打包支付模式将成为医院普遍的创收模式

我国未来支付方式改革的方向是以预付制为主、其他多种支付方式并存的复合型支付体系，不管是按床日、按病种还是按 DRG，都是计价单位不同的打包支付模式，其原理是将患者本次住院所有的诊疗费用（包括药品和耗材）全部打包统一定价，原来创收利润最大的药品和耗材变为了被打包的成本，可通过降低成本、优化流程来提高收入。

三、我国定点医疗机构精细化管理的现状

近年来，随着医疗体制改革的不断深化和"健康中国"理念的推进，我国医疗机构的管理制度不断改变、不断创新，发展方式从规模扩张转向提质增效，运行模式从粗放管理转向精细化管理，资源配置从注重物质要素转向注重人才技术要素。医疗机构改变原有的管理模式，从以"人治"为核心的粗放式管理向以"法治"为核心的精细化管理转变。要建立科学的组织架构、完善的管理制度、规范的业务流程，就要以规则和流程来驱动医疗机构的各项业务。以医疗机构的效率为核心、以病人的需求和满

意为目标，打破部门之间的界限，特别是要提倡重视管理细节的理念。

2016 年，《国务院深化医药卫生体制改革领导小组关于进一步推广深化医药卫生体制改革经验的若干意见》提出，"加强公立医院精细化管理。完善医疗质量安全管理制度……实行全面实施预算管理……推行第三方会计审计监督制度，加强对医院国有资产、经济运行的监管"。至此，精细化管理被引进医疗机构的管理中，下面主要从运营管理、预算管理、内部控制管理及绩效管理四个方面阐述定点医疗机构精细化管理的现状。

（一）定点医疗机构运营管理现状

在新医改的大背景下，医疗机构经营管理的有效优化为医改的深入推进提供了良好的条件。同时，在新医改的不断实施中，定点医疗机构的经营环境发生了较大的变化，盈利模式的转变对医疗机构形成一定的影响。一方面，医疗机构的运营模式发生转变。随着新医改的实施，医疗机构的收入来源有了显著性转变。这就需要医疗机构明确自身定位，在新的医改环境中，适应新的医疗体制。在传统医疗运营中，"以药养医"的经济运营模式在一定程度上难以适应新时期的医疗发展需求，通过新的医疗体制改革，构建更加"公益性"的医疗机构经济运营模式，符合新的时代发展需求，这也对医疗机构经济运营管理提出了更高要求。此外，医院在新的医改环境下，现有财务管理能力表现出较大的不适应性，粗放性的依赖于"药品加成"的方式显然无法体现医院经济运营的实际情况，财务运营效率低等问题比较突出。因此，新医改环境下对医疗机构经济运营管理提出了新要求，也暴露出财务管理等领域所存在的诸多弊端与问题，强调经济运营模式转变的重要性。另一方面，医疗机构应探索新的经济运营方式。当前，医疗机构既要不断适应新环境，构建服务自身实际的经济运营管理体系，又要积极探索新方式，以更好地满足实际需求。实际上，医疗机构在运营管理中缺乏新方式的有效构建，面对新环境、新要求，财务管理等工作存在短板。一是药品加成的全面取消，对习惯传统运营模式的医疗机构而言是一个挑战，也对运营管理分析提出了更高要求，通过"价格补贴""政府补贴"等方式，实现医疗机构收支平衡是企业确保良好经济运营状态的重要基础；二是部分医疗机构对政府补贴过于依赖，特别是对于地方医疗机构而言，它们缺乏附属产业发展支撑且经济运营具有一定的脆弱性，进一步要求新的运营管理的实施。

（二）定点医疗机构预算管理现状

2016 年，全面深化医改的重点任务中提出加强财务预算管理，对公立医院实行全面预算管理，推动三级公立医院落实总会计师制度。从此，医院全面推行预算管理拉开了序幕。近年来，随着新《中华人民共和国预算法》的出台和推行，医疗机构特别是三甲医院基本开展了预算管理工作。但由于历史原因，医疗机构预算管理存在比较突出的问题。一是当前医疗机构预算管理主要以收支预算为主。我国医疗机构预算管理是客观存在的，只是本质上还属于传统的财政部门预算性质，即重点强调收支方面的指标，以满足上级主管部门如卫健委、医保局、财政局的统计为主，而并非真正立足于改进医院本身的内部控制与管理。二是当前医疗机构预算管理的方式有待改进。首先，医疗机构预算没有筹资预算，在客观上造成了资金流动性风险；其次，医疗机构没有建立往来款预算，但实际上，住院预交金的管理预算、医保患者费用的管理与结算、房屋建筑与改造等都涉及往来款项的管理，有些医疗机构应付款项达到上亿元；最后，医疗机构基本没有建立采购预算制度，医院药品成本占医院成本总额的 30%~40%。三是当前医疗机构预算编制的方法没有与时俱进。医疗机构往往采用基数法编制预算，即根据基期（上年）数据，结合本年业务变动情况的增量，来预计来年的预算收支规模。这种预算编制模式的通病是弹性较小、灵活性差，且无论是收入还是支出，往往都是在基数上进行增加而非减少。但客观情况是，由于医疗机构的收支与投资往往不呈现有规律的变化，因此这种编制方法应该改进。

（三）定点医疗机构内部控制管理现状

2009 年，国家推出医改新政策，明确指出医院的可持续发展必然要求医院加强自身内部制度的建立健全。医院内部控制管理工作始终贯穿医院事业发展中，是医院持续稳定发展的根源和基石。总体来说，我国医疗机构的内控管理现状仍不健全。一是医疗机构内控管理的意识和重视程度不够。大多数医疗机构仍处于传统的经验型管理，意识不到内部控制有着巨大的推动作用，或者片面地认为内部控制只是内部会计控制制度，主要由财务部门负责监管，避免医院出现财务风险就是内部控制管理。二是内部控制制度与落地实施存在偏离。部分医疗机构虽然制定了详细的内控制度流程，但是这些流程内容在贯彻实施时流于形式，与落地实施有较大差距，使得医疗机构出现了内控失效的情况。三是内部控制环境薄弱，职责不清、单位缺乏知识、盲目投资。有些医疗机构各部门权责不清，管理模式传统，各级忽视内部控制，管理人员经常采取口头授权的方式工作，使主管给予下属的工作监测和评价不足。在没有认真分析项目的可行性及调研市场的基础上，盲目购买大量的设备，造成设备闲置期长，不能有效利用，占据了医院的大量资金，增加了财务风险。

（四）定点医疗机构的绩效管理现状

近年来，随着医院定义与功能的变化，医院绩效管理的内涵发生了巨大变化，由关注临床医疗效果和医疗服务产出逐渐转向关注医院的社会功能、公平性和反应性等方面，并强调医院的整体运营。一是医疗机构对绩效管理的认识不足。医疗机构的管理人员对绩效没有清晰的认识，简单地认为绩效就是奖金，虽然奖金是绩效的一部分，但不是全部。在绩效管理的过程中，这种认识会缺失对绩效内容的策划，影响绩效内容的制定与管控。同时，绩效管理是面向全体医疗机构职工的，但是在进行内容的制定时，多数会将绩效认定为具体科室的某些职工，这就导致在绩效内容制定上出现偏差，忽略了其他科室职工工作的重要性。多数绩效管理工作流于表面，没有制定清晰的内容对职工工作内容进行有效地评估，造成很多职工对绩效内容了解不透彻，无法根据绩效内容去配合及参与内容的考核。二是制定绩效管理的评判标准不全面。绩效管理涉及面较广，制定一套适用于全部职工的标准，既要有普遍性，也要涵盖特殊性。但大部分医疗机构在制定考核绩效标准时，很难制定出既满足医院的战略目标又满足各个科室及员工目标的标准，最终导致医院总体目标与科室、个人的目标脱节。在这种情况下，可能出现员工考核优秀，但医疗机构业绩平平，医疗机构的总体目标难以实现的现象。同时，一些绩效管理评判指标制定内容较为空洞，无法进行量化，从而影响该评判内容的落地实施。三是国内医疗机构缺乏完整的绩效管理体系。医疗机构内部各个部门往往只注重各自的工作效果，而忽略了部门之间、岗位之间、科室之间的合作与沟通。实际工作中，各部门应该从医疗机构的整体战略目标和发展方向出发，不应该只关注本部门的指标完成情况，在工作中应该注重与其他部门的相互合作、协调与配合。缺乏完整的绩效管理体系，医疗机构的整体管理效率就会因各部门间的分工合作问题而大打折扣。

四、我国定点医疗机构精细化管理的趋势

（一）专业化建设将是精细化管理的重点发展方向

首先，在专业学科方面，由于医疗机构的人力、物力和财力是有限的，不可能面面俱到，每个科室都需具备相匹配的资源，因此应合理配置学科资源，调整、优化、重组学科结构布局，有针对性地解决制约重点学科建设发展的现实问题，在经费投入上给予倾斜，在人才配备上力求精强，在业务发展上突出特色，在战略目标上强调创新。其次，在专业化人才培养方面，精细化管理要求人才专业化。人才越专业，技能水平越高，产品的精细化程度和科技含量也就越高。因此，要真正实现管理的精细化，就必须培养出一批优秀的专业人才，通过人才的职业化实现管理流程的职业化、精细化、标准化。

（二）信息化是医疗机构精细化管理的重要抓手

医疗机构实现门诊病历处方电子化、护理文书电子化，门诊、住院医师工作站全部普及，电子病历信息系统在科室推开，实现医院信息化管理从以经济核算为中心到以医疗信息为中心的转变。通过信息管理系统的构建与应用，为患者提供量身定制的服务和治疗，简化预约、病床分配、病历查询、诊断、付款等传统固有的烦琐手续，逐步实现病例共享、专家会诊以及社会医疗统筹，从而提高病人的满意度。同时医疗机构通过管理系统的信息化，简化服务流程，提高工作效率和降低办院成本。

（三）医疗服务新模式将是精细化管理的突破口

分级诊疗是我国当前医改的重要内容，扎实有序推进分级诊疗制度建设，标志着我国医改进入新阶段，医疗服务发展模式开始转型。新的医疗服务模式以患者为中心，具有整合性、精细化和信息化等特征，一方面体现了公立医院的公益性，另一方面也考虑到医疗成本和效果间的平衡性。同时，医疗服务的数字化促进了医疗服务的转型升级，方便快捷的"互联网+医疗健康"新模式将解决医疗方面的诸多问题。

（四）专病运营是医疗机构精细化管理的发展趋势

随着疾病诊疗行为的不断规范以及信息技术的发展、相关数据的积累，将运营管理活动深入到专病层面，针对重点病种构建消耗标准，以专病资源消耗为基础开展运营活动，将运营管理与疾病诊疗深度融合，实现专病的运营管理，将成为医疗机构精细化管理的重要发展趋势。

第二章

江西医保支付方式改革及定点 医疗机构精细化管理现状

一、改革试点进展情况

（一）DIP 支付将成为江西主要的医保支付方式

江西下设省本级和 11 个设区市，一共 12 个统筹区参与医保支付方式改革（见表 2-1）。其中，区域点数法总额预算和按病种分值支付（DIP）国家试点 3 个，分别为赣州市、宜春市、鹰潭市，其他试点分别为省本级、南昌市、新余市、九江市、萍乡市、景德镇市、抚州市；疾病诊断相关分组（DRG）国家试点为上饶市，其他试点为吉安市。从总体进展来看，南昌市、赣州市、宜春市、省本级 DIP 进度较快，均已按照国家医保局要求，及时上报了有关数据，鹰潭市、新余市、抚州市进度偏慢，其余试点市区尚在准备阶段；上饶市 DRG 已经于 2020 年 12 月正式上线模拟运行，吉安市完成初步数据收集。

表 2-1　江西医保支付方式改革总体情况

统筹区	主要工作
省本级	DIP 和 DRG 融合
南昌市	
赣州市	DIP（国家级试点）
九江市	DIP
宜春市	DIP（国家级试点）
新余市	DIP
鹰潭市	DIP（国家级试点）
萍乡市	DIP
景德镇市	DIP
上饶市	DRG（国家级试点）
吉安市	DRG
抚州市	DIP（省级试点）

（二）各地结合实际开展了相关工作

1. DIP 国家试点统筹区方面

各地区出台多项文件完善医疗保障服务。

（1）赣州市及时组建领导班子，建立了由市政府常务副市长为召集人，市医保局、财政局、卫健委、大数据发展管理局等部门组成的联席会议制度。同时出台了《关于全面贯彻 15 项医疗保障信息业务编码提升医保结算数据上传质量的通知》《关于规范填报赣州市医疗保障局医保结算清单、医保版 ICD 编码及数据接口改造的通知》《赣州市 DIP 国家试点医疗机构历史病案数据分析报告》等多个政策文件。改革了医疗机构管理机制、医保基金管理机制；建立了收支平衡的支付机制、基金监管机制；健全了医疗保障机制、医保服务机制。同时在市二级以下定点医疗机构不定期召开宣传培训会，对相关人员定期开展专项课程培训。各试点医疗机构加强信息化建设，积极完成数据接口改造工作，54 家医疗机构 DIP 数据接口改造工作进入测试联调验收阶段。

（2）宜春市成立了由市及县（市区）政府分管领导和市直有关部门领导组成的试点工作领导小组，下拨了 220 万元的专项经费。印发了《国家医疗保障局办公室关于印发区域点数法总额预算和按病种分值付费试点工作方案的通知》《江西省医疗保障局关于推进江西区域点数法总额预算和按病种分值付费国家试点城市有关工作的通知》《宜春市区域点数法总额预算和按病种分值付费试点工作实施方案》等相关文件。同时按国家医疗保障局要求，按时按质上报前 3 年历史数据，由国家医保研究院专家对上传数据进行了预分组，确定了 6698 个病种，入组率达到 97.45%，对本地病种目录库进行细化。DIP 信息系统建设委托第三方进行招标。

（3）鹰潭市成立了以市政府主要领导为组长的试点工作领导小组，起草了《鹰潭市医疗保险基金市级统收统支工作实施办法》，以此文件为蓝本，出台了数个配套实施文件，涉及医保基金、医疗机构、医药机构、医保机构、政府等数个层面。同时建立了市级统筹制度，全市政策、待遇、资金、流程、信息等全部统一。展开基础调研工作，收集全市各项数据并且上传；开展了宣传工作，邀请外地专家进行指导。制定了一般定点医疗机构医保总额控制指标计算方法和特殊专科医疗机构基本医保总额控制指标计算方法。

2. 其他试点统筹区方面

（1）省本级推行总额控制下以病种分值付费为主，按人头、按床日和按服务项目包干付费为辅的复合型住院费用医保支付方式改革，印发《关于江西省本级医保支付方式改革工作实施方案》。

（2）南昌市主要采用按病种分值付费的支付方式，成立相关领导小组。在《南昌市医疗保险定点医疗机构住院费用支付管理办法》的基础上，出台了《关于公布〈南昌市 2020 年度基本医疗保险"总量控制下病组分值付费"结算办法中病组分值表、基准病组住院总费用、费用系数表、医疗服务质量系数考核指标项目及权重〉的通知》，并在第一时间完成南昌市"一体化"结算平台的配套标准参数的维护工作，确定《病种分值表》中所包含的病种、分值以及费用的计算。以预算管理的方式来实现总量控制，同时实行月预结算、月预拨付的支付政策。设定了相关考核系数，以年终结算来实现激励约束。并加强了对数据的监控和稽查。

（3）九江市拟定《关于审议〈九江市基本医疗保险点数法总额预算和按病种分值付费改革工作方案（送审稿）〉的请示》，以医保、卫健和财政 3 个部门联合报送市政府审议。

（4）景德镇市结合本市实际情况，完善区域点数法总额预算和按病种分值付费项目系统建设方案，并进行相关知识培训。

（5）萍乡市探索多元支付机制，做好数据标准和系统改造，以规范数据采集标准，为实现区域点数法总额预算和按病种分值付费奠定基础。

（6）新余市在《进一步推进医保支付方式改革实施方案》中，明确了支付方式改革领导机构、组建专家队伍、支付方式改革提质扩面等具体内容和时间进度安排，出台了《关于进一步完善〈新余市城镇职工医疗保险定点医疗机构住院费用支付管理试行办法〉的通知》。

（7）抚州市起草了《抚州市医保支付方式改革工作实施方案》，积极探索按病种分值付费方式改革。

3. DRG 国家试点方面

上饶市完成了两轮历史数据采集和清洗工作，总共采集数据量 160 万条。统一了 DRG 支付管理的基础编码，搭建了 DRG 综合应用管理测算平台，初步完成了适应 DRG 制度体系的建设，于 2020 年 12 月正式上线模拟运行，于 2021 年 12 月正式上线，2022 年 1 月开始实际收费。

4. 其他统筹区方面

吉安市出台了《吉安市按疾病诊断相关分组（CHS-DRG）付费方式改革试点工作方案》，组建编码和病案质控工作组、DRG 分组测试工作组、数据运维保障工作组、政策制定评估组、临床医学专家组五个工作组。完成部分定点医疗机构系统改造试点及与医保系统对接、病案信息采集等有关工作。完成了 DRG 系统部署对第三方的接口联调工作，收集全市 2017～2019 年二级以上医疗机构的历史病案首页数据，初步完成 DRG 分组器的制定。

二、定点医疗机构精细化管理的情况

（一）江西关于医疗机构精细化管理的政策

早在 2017 年，江西省政府办公厅就发布了《江西省全面推开公立医院综合改革工作实施方案》，提出"全面推开公立医院综合改革，全部取消药品加成"。这是江西公立医院综合改革采取"自下而上、先易后难"的推进策略，2012~2015年，县级公立医院综合改革率先实现全覆盖；2014年以来连续3年分3批在7个设区市开展城市公立医院综合改革试点工作，其余4个设区市中，赣州和抚州市城市公立医院已于2017年9月1日零时启动改革，南昌、吉安市城市公立医院和省直医院于9月9日零时启动改革。至此，全省公立医院综合改革实现全覆盖，正式告别半个多世纪的"以药补医"历史。

2018年，江西省政府办公厅出台了《关于建立现代医院管理制度的实施意见》，其中提到了要"推动各级各类医院管理法制化、规范化、精细化、科学化，基本建立权责清晰、管理科学、治理完善、运行高效、监督有力的现代医院管理制度"。2019年，江西省提出要加强三级公立医院绩效考核工作，形成较为完善的三级公立医院绩效考核体系，三级公立医院功能定位进一步落实，内部管理更加规范，医疗服务整体效率有效提升，分级诊疗制度更加完善。《江西省深化医药卫生体制改革2021年重点工作任务》明确提出要"加强医院内涵建设，强化医院精细化管理，提高医院管理效能"，推动公立医院高质量发展。

（二）各地医疗机构精细化管理开展的有关工作

为了改善江西大医院人满为患、小医院门可罗雀的情况，南昌市政府办公厅发布《南昌市关于推进分级诊疗工作实施方案》，提出"将以家庭医生签约服务为切入点，健全基层首诊、双向转诊、急慢分治、上下联动的分级诊疗模式逐步形成，基本建立符合市情的分级诊疗制度"。南昌市依托辖区省、市级医院优越的技术、管理能力，推进"三级医院+社区"医联体模式，组建市级医疗集团 4 个，同时推进"1+5+X"社区邻里中心建设，把资源向基层聚集和配置，打造便民、利民的"15 分钟社区卫生服务圈"。为了进一步提升赣州市人民医院全体管理人员运营管理能力，将现代管理理念、方法和技能融入医院运营管理的各个领域、层级和环节，实现医院精细化运营，促进医院高质量发展，赣州市人民医院于 2021 年 6 月举行了"中高层运营管理能力提升"主题培训。赣州市人民医院高度重视预算管理工作，出台了《赣州市人民医院预算管理制度》，构建了三级预算层级架构，梳理相关业务流程，加快信息化平台上线，开创了预算工作的新局面。2017 年，上饶市政府办公厅印发《上饶市互联网+医院管理办法》，提出强化医院精细化管理与互联网的结合，提高医院管理效率和效能。九江市成立公立医院管理委员会，要求全市扎实推进现代医院管理制度建设、人事薪酬制度改革等医改重点任务，进一步做好全市深化医药卫生体制改革各项工作。

三、存在的主要问题

（一）基层医疗机构信息化建设落后

医保支付方式改革对基层医疗机构信息化建设提出了高要求，但江西的基层医疗机构信息化建设依然较为滞后，已经成为阻碍医保支付方式改革的突出短板。例如，赣州、上饶、鹰潭等市二级以下医疗机构、宜春市一级以下医疗机构基本达不到改革要求，尤其是乡镇卫生院，部分市区乡镇卫生院没有病案系统，不能上传疾病诊断病案编码，全市数据互联互通难以实现。具体而言，江西在基层医疗机构信息化建设方面存在思想认识不足、建设和维护资金匮乏、信息化人才缺乏、医疗数据不足等问题。在思想认识方面，许多基层医疗机构没有认识到信息化在实现收据收集、业务管理、业务协同等方面的作用，甚至将信息化发展视为增加基层医疗机构负担工程和上级部门监督下级部门的工具，从而缺少主动实现信息化的内在动力，对信息化建设具有抵触情绪。在建设资金投入方面，实现基层医疗机构信息化需要在服务器、数据库、应用软件、各种网络设备、机房等信息化设备安装和运维方面投入大量资金，而当前基层医疗机构在信息化建设方面普遍存在较大的资金缺口。在信息化人才方面，相当部分的基层医疗机构甚至没有专业的专职信息化工作人员。对于医疗业务而言，即使有信息化工作人员也只是起到辅助作用，往往被视为"后勤管理"部门，更多地被视为软硬件维护和维修人员，并没有承担分析医护需求的功能。基层医疗机构普遍缺乏编码员和电子病案填报员，这为深化医保支付方式改革造成了巨大阻碍。在病案数据方面，基层医疗机构病案数据不足是每个统筹区的"通病"，如改革进度较快的赣州市依然存在乡镇卫生院病案样本数据缺乏的问题，难以达到分组所需的数据要求。

（二）改革联动不足

医保支付方式改革涉及医保体制、卫生体制、药品流通体制三大领域。高效协调联动对深化医保支付方式改革至关重要。但在实际操作中，由于现有医药卫生体制中的政策分割、管理和协调难度大以及医疗成本高、道德风险大等问题并未解决，阻碍了医保支付方式改革部门联动的实现。一是行政审批联动不足。鹰潭市是全国智慧城市试点城市之一，所有信息化项目均需市工业和信息化委员会、市发展改革委、行政审批局等多个部门进行立项、评估、审批，手续较多，耗时较长。二是专业化的沟通协商机制建设滞后。按照 DRG 和 DIP 信息分组后，具体分组和权重费率方案均需要与卫健部门、医疗机构以及行业协会开展论证，但当前各地医保部门普遍缺乏与卫健部门、医疗机构以及行业协会的沟通协商，广泛的沟通协商机制还未建立。三是分级诊疗体系建设滞后。完善成熟的分级诊疗体系对深化医保支付方式改革至关重要，但由于基层医疗服务能力较弱，江西在医联体（医共体）建设方面存在不足，这给深化医保支付方式改革造成了阻碍。四是医疗服务价格形成机制依然不完善。大部分统筹区还停留在取消药品耗材加成阶段，而在医疗服务价格、人事薪酬制度、医保支付方式等方面的改革进展缓慢。医务人员、技术劳务价值尚没有充分体现，多数公立医院可支配收入不足，提高薪酬水平缺乏资金来源。

（三）病种分组和支付标准确定依然存在争议

无论是 DRG 还是 DIP，病种分组和医疗系数权重都是形成支付标准的核心，直接关系到支付方式改革后医院的收入，涉及医院的核心利益，但当前江西医保部门与定点医疗机构之间以及定点医疗机构之间对病种分组和医疗系数权重确定还存在争议。一是对于无法入组的病例如何支付存在争议。由于医疗机构诊疗行为和填报规范短时间内无法完全整改到位，所以主要诊断和手术不符、无法正确入组等问题在短时间内无法消除，同时针对无法入组的病例如何进行合理的付费还未达成一致，依然需要进一步明确。二是对如何将中医治疗纳入改革中存在争议。国家正在大力发展中医药事业，医保支付方式改革为中医药事业发展提供了机遇，但中医的治疗方案及操作具有自身特点，尽管江西的试点医院中有中医院和中西医结合医院，但当前对如何将中医治疗纳入改革中实现标准化付费存在争议，这会影响医保支付方式改革的推进力度。三是对不同级别医疗机构的权重系数确定存在争议。不同级别医疗机构在收治同病种的病人时，由于存在病情复杂程度、医疗机构技术水平等差别，费用会出现较大差异。因此，在实施按病种分值付费的过程中会设置医疗机构的等级系数，在计算医疗机构病种总分值时起到加权值的作用。但等级系数确定的基础是往年病例的费用数据，包含了以往的不合理费用因素，采用这种方法确定的等级系数，反而固化了旧的卫生资源分配格局，对三级医疗机构更有利，资源容易向上集中。为保证危重患者能够得到三级医疗机构的诊疗，需要给予三级医疗机构较高的等级系数。而过高的等级系数又可能让三级医疗机构收治大量的轻病病人。因此，对不同级别医疗机构的权重系数确定还存在争议。

（四）专业化管理队伍和专家队伍建设滞后

深化医保支付方式改革需要建立一支精通 DRG 和 DIP 基础理论、分组付费测算、数据审核监管等在内的专业化管理队伍和专家队伍。但江西在专业化管理队伍和专家队伍建设方面依然较为滞后。一是医保部门专业化人才缺口较大。医保支付方式改革对医保管理人员的专业性提出了更高的要求，但当前江西医保部门普遍存在经办管理人员缺乏问题，精通支付方式改革的专业化人才更为匮乏。二是定点医疗机构的专业化人才较为缺乏。医保支付方式改革将彻底改变定点医疗机构的运营模式，尽管各地通过各种形式在医院内部针对支付方式改革开展了各类培训，但在临床诊疗行为规范化、结算清单数据质量控制等方面依然存在短板。三是本地化的专家队伍建设滞后。医保支付方式改革后，医保监管对病组分组调整，权重费率谈判等技术性谈判的要求更高，迫切需要本地化专家团队的支持，但当前除赣州、南昌等少数统筹区外，其他统筹区尚未组建本地化的专家团队。而且在已组建的专家团队中，医保部门相关业务人员过少，专业水平有待进一步提高。

（五）病案首页质量不高

病案首页是整个住院病案的浓缩，病案首页数据是医院管理的基础，关系到卫生统计分析、医院病种分析、科研数据检索、医院等级评审、临床路径管理、单病种管理、疾病诊断相关分组（DRGs）、按病种分值付费（DIP）、医院服务质量评价、医疗保险付费、医院绩效考核等管理，而江西医院的病案首页质量依然不高。一是首页部分项目缺乏明确定义。例如，"出院日期"究竟是患者离开病房的时间，还是办理出院结算的时间，未统一。而"出院日期"是计算平均住院日的重要数据，该数据的模糊定义影响支付对时间效率的评价。二是缺乏规范的诊断及手术操作名词术语。首页出院诊断疾病名称、手术操作名称，长期以来均是医生的自由文本，其随意性大，缺乏规范标准的表达方式。例如，腹腔镜下阑尾切除术、经腹腔镜阑尾切除术、经皮腹腔镜阑尾切除术，同一个术式就有三种表达版本。诊断及手术操作名称的不统一，既不利于医院内部的检索，也不利于信息共享。三是首页使用的国际疾病诊断与手术编码代码不统一。疾病诊断与手术编码（ICD-10、ICD-9-CM-3）在实际应用过程中，因在4位码后随意扩展形成了多个版本，这种状态严重影响了住院病案首页信息的质量、数据的交互和分享，后果是DRGs分组器不能识别或误读而影响分组精准度。四是缺乏统一的主要诊断、主要手术选择原则。医生主要沿袭医学教育时的诊断书写习惯来填写"主要诊断"，而正确的"主要诊断"是准确分组的重中之重。因此需要制定更加详细的主要诊断、主要手术选择原则，以有利于操作层面的统一。五是患者基本信息、诊疗信息、费用信息等普遍存在填写缺陷。具体表现为出现空缺、错项、统计口径不一致、逻辑错误、数据不完整或不准确等问题。

（六）中医院及中医药很难融入医保支付方式改革

由于当前的DRG和DIP方案是基于西医诊疗模式的，因此，实行支付方式改革后，存在中医治疗项目开展得越多，DRG和DIP费用超标越多、医院亏损越多的现象。不仅中医诊疗项目的开展将受到极大制约，还会严重影响康复期患者的治疗，不利于中医医疗质量的提高。一是DRG和DIP支付方案整体缺少中医元素。例如，在支付制度设计中缺少中医诊断标准和中医特色治疗方式的补偿标准。没有合理体现中医的辩证思想，对中医药治疗同一疾病时所需的费用没有量化。二是DRG编码不能很好地对应中医疾病的证型。中医医院字典库相对滞后，缺乏相关专家维护，影响了中医诊疗质量。在中医医院临床路径编码中，中医编码一般对应两个以上西医编码，对于中医医院实施改革相对不利。三是中医治疗相对周期更长，按西医标准结算不合理。中医医院收治的病人以老年病、慢性病患者为主，基础疾病多，并常合并心、脑、肾、肺、肝等重要脏器功能衰竭；采取中西医结合保守治疗，平均住院日一般在 15 天以上。例如，脑卒中康复期的患者通常使用中药及中医设备治疗，医疗费用明显增加，执行现行的西医医院标准结算显然是不合理的。许多脑梗死患者急性期在西医医院治疗，恢复期或有后遗症的患者才到中医医院继续诊治，疗程往往在 6 个月以上，住院天数及医疗费用相较西医医院高很多。

（七）医疗机构预算管理不足

预算管理作为医疗机构精细化管理的重要环节，对医疗机构未来的发展具有重要作用。但江西医疗机构在预算管理方面存在着重视不够、编制不科学、缺乏监管等问题。一是对预算管理的认识不到位。江西医疗机构的预算管理只局限在管理层和职能部门。具体执行预算的基层单位和职工往往意识不到自己在预算管理中的位置和责任，有的甚至认为预算管理是财务部门的事情，是单纯的财务管理行为，没有形成预算管理是全局性管理的观念，没有认识到医院财务预算直接关系到广大职工和病人的切身利益。二是预算编制不够科学完善。医疗机构实行的是"医疗机构—职能部门"之间粗放的二级预算管理方法，基层业务科室只是被动地执行预算，而不参与预算的编制，使预算的编制和执行相互脱节。此外，一些医疗机构在编制预算时，往往是凭借经验用"增量预算"的方法，就是在历年预算的基础上加加减减，缺乏深入的社会调查研究，没有充分考虑医疗机构的发展要求以及医疗市场的变化等因素，使预算不能真实地反映医院的战略目标。同时，使用"增量预算"的预算编制方法使支出预算逐年增加，且越来越庞大，不利于医疗机构成本的控制。三是预算执行缺乏有效监控。预算执行在医院管理中属于事前管理，所以在执行过程中要加强监控与分析评价。然而，目前医院只将预算当成医院的总体目标，没有与各科室的目标、责任挂钩，层层分解，逐级下达，没有形成全方位的预算执行责任体系；预算执行随意性大，缺乏日常控制、信息反馈以及有效的分析评价，削弱了预算的刚性约束。

（八）医疗机构绩效管理层次较低

实施绩效管理，推动医疗机构发展已成共识。然而，我国医疗机构目前的绩效管理总体上处于较低的层面，存在以下主要问题。一是医疗机构绩效管理的整体性未能全面落实。不少医疗机构开展的绩效评价工作把经济指标等同于绩效考核，忽视了绩效管理循环中其他环节的作用。把奖金核算与绩效考核等同、把绩效考核与绩效管理等同，是目前绩效管理比较突出的误区。二是绩效考评标准欠客观、不全面、不合理。虽然越来越多的医疗机构抛弃了完全主观评价法，但由于采用的方法及其分项指标所占权重比例不科学、针对性不强、指标不明确，不能真正反映员工绩效，或者考核指标太多、太细等，设计考核指标时未全面考虑各种影响因素，成为绩效考评指标不合理的主要原因，由此可能影响绩效考核的效果。三是绩效管理反馈机制不完善。其中比较突出的问题就是无法将反馈机制落实到医疗机构的员工身上，这就导致部分员工不能有效反思自己在前一阶段工作中出现的问题，且无法让员工对自己的绩效形成正确的认识。此外，还有个别医院的绩效考核流于形式，主要是医院管理者及绩效管理人员缺乏重视，仅仅是为了应付检查，在此背景下，建立完善的绩效管理反馈机制具有一定的难度。

第三章

医保支付方式改革对江西定点医疗
机构及相关利益方的影响研判

医保支付方式改革作为深化医改的重要环节，是调节医疗服务行为、引导医疗资源配置的重要杠杆，是新一轮医改中的"牛鼻子"。随着医保支付方式改革的持续推进，医保支付方式的战略性购买功能、公益性配置作用、联动性系统优势将更加凸显。但与其他领域的改革类似，医保支付方式改革并不能解决所有问题，反而会产生一些新问题。因此，深化医保支付方式改革就必须要结合江西实际，对医保支付方式改革可能产生的积极影响和消极影响进行科学研判，进而为化解改革的潜在风险和提升改革成效提供理论指导。总体而言，医保支付方式改革将对江西的医院、医保患者、卫健委等卫生管理部门及医药企业等医疗服务市场主体产生深刻影响。

一、医保支付方式改革对江西医院管理的影响

医院作为医疗服务的供给方，是医保支付方式改革中最直接

的利益相关者之一，特别是采用 DRG 和 DIP 支付将对医院的运营模式产生根本性影响。因此，必须要深入分析医保支付方式改革对江西医院精细化管理的影响。总体而言，医保支付方式改革对江西医院精细化管理的影响主要体现在以下几个方面：

（一）医保支付方式改革对医院管理机构职能的影响

由于江西大部分地区支付方式改革才刚刚起步，医院缺乏有效的成本管控办法，在一定程度上制约支付方式改革成效，成本管理局限于成本核算，管理方法相对简单，支付方式改革激发医院成本核算精细化、医疗行为规范化、收治患者合理化，通过 DRG 和 DIP 数据分析评价可以获取病种在医院人力、物力资源的消耗及所承担的费用，即为患者提供服务成本和盈利能力。为了认定医疗服务提供者、医院组织运行是否有效，充分利用所获得的数据和信息建立标准化的成本核算和质量服务体系具有重要意义。对于医院管理者而言，还要建立灵活透明的管理机制以支持激励机制的不断调整和完善。实行医保支付方式改革催生运营部门、财务部门职责再定位，医院应当重视指标体系建设，并识别运营管理优先级指标体系。同时，医院的医保管理工作体现政策性，即无论是否实行医保支付方式改革，都是围绕当地社会保险管理办法及双方签订的协议书开展执行、督导、政策传达等工作。在这个过程中医院要搭建监督机制、管控医生行为并实行信息化管理，实行 DRG 和 DIP 支付后需完成日常监督工作，即审核患者基本医保信息、落实参保人知情告知、监督临床科室协议执行情况等。实行支付方式改革尚属试点阶段，需要借助执行以校正入组病例，所以应结合实际情况建立相应的补充结算机制以保障结算工作顺利进行。在患者费用结算程序上，考虑到医院编码操作、信息核对等因素，应当对结算患者进行分流，即实行患者预出院延后结算机制。

（二）医保支付方式改革对医院质量管理的影响

面对支付方式改革，医院管理面临着三个问题。首先，在医院管理层面落实"健康中国战略"，促进改进患者就医可及性、安全性、可支付性三大核心问题；其次，基于医保支付方式改变医院如何发展，以提升竞争力；最后，如何建立合理的微观评价机制。支付方式的改变对医疗质量安全监管部门职能提出更高的要求，监管部门应当通过信息化监管促进医生规范行医，加强关键节点、关键部门监控；在诊疗过程中，用信息化支撑实时动态监测。临床医生填写疾病诊断规范、编码正确是重要一环，不可忽略临床一线医生的参与性，以 DRG 和 DIP 为基础的管理实践是否成功，最重要的是医务人员动机培养、组织文化变革，不改变思维，医院管理创新易受医务人员抵制。临床科室自身的管理水平也需要与时俱进，在提质量、改服务、控成本上下功夫，提高医务人员技术劳动价值。

（三）医保支付方式改革对病案管理的影响

病案管理工作是支付方式改革的重要影响因素，病案管理部门应当建立电子病历系统，提高病案利用价值，严把病历书写质量关。病案首页信息填写正确与否直接关系支付方式改革能否顺利实现，所以从收集病案信息开始就必须层层把关，加强病案首页、入院记录、病程记录、医嘱等质量控制。疾病和手术编码是病案数据质量的关键一环，需加强医院编码员及临床医生编码培训，如金华中心医院配合支付方式改革增加病案编码员后，病案数据质量显著提高。建立病案质量监管机制,严格执行《病历书写规范》,建立病案信息的准确性及有效性审查机制;针对病案编码,利用信息系统智能审核。基于职能转变,把病案事后监管转变为事中监管,把病案编码由归档病历编码转变为编码员与临床医生共同协商。

(四) 医保支付方式改革对信息管理的影响

推行 DRG 和 DIP 支付首要因素是信息化建设,全国范围内医院信息化水平参差不齐,经济水平影响大,三级医院信息化水平相对较高,二级乃至社区医院信息化建设水平较低,数据提取水平及数据准确性相对不高,所以医院信息及时性是实现支付方式改革的重要因素。有必要建立监管医院服务的成本和质量的信息系统,通过数据分析评价,对病种开展成本分析,可以为医院管理工作提供支持。建立信息大数据系统是精益管理及科学化决策管理的基础,医院精益管理是通过各种信息手段,将实际工作的每一环节做到精确化、模块化、数据化,以提高医院可操作性、执行力及效率。

(五) 医保支付方式改革将会增强医院的成本控制和效率提升意识

长期以来,江西与全国其他省份的医保支付均以按医疗服务项目付费作为主要方式,医保部门只监管医疗费用,对医院医疗行为和医疗服务质量监管考核的有效机制尚未建成。在此背景下,医院未形成提高服务效率和降低成本的意识和动力,导致医疗费用增长过快,增加了医保基金的运行风险,同时加剧了"看病难、看病贵"的社会问题。但随着以 DRG 和 DIP 支付方式为主的医保支付方式改革的推进，医保支付方式逐渐由后付制转向预付制，由单一的支付方式转向多元复合式支付方式，即由传统单一的按项目付费方式向以按病种付费为主，总额包干、人头付费、床日付费等为辅的复合式支付方式转变。在此背景下，医院更加追求医疗服务的性价比，过度医疗服务行为会成为医院的巨大成本。因此，医保支付方式改革将会倒逼医院在保障医疗水平和医疗安全的基础上，制定具有低成本和高效率的临床路径，进而有效地控制医疗成本，提高医疗资源的使用效率。

（六）医保支付方式改革将会对省内医院之间的关系产生复杂影响

一方面，在 DRG 和 DIP 支付方式下，医院之间的竞争性会增强，进而会形成优势互补、错位发展的医疗服务格局。具体而言，医保支付方式改革方便了不同医疗机构之间及其内部之间的评价，为医院进行行业内定位和加强内部服务竞争提供了有效的途径和手段，并将原有的医保和医疗机构之间的矛盾转化为医疗机构之间的竞争。特别是在区域医保基金总额不发生改变以及结余留用和超支合理分担的条件下，医院内部的分配结构将会发生改变，医疗服务效率和质量越高的医院所得到的基金分配就越多。医院为了自身利益最大化，会自觉加强病种成本效益精算，抑制过度医疗现象，并要求医护人员注重技术水平和服务效率的提高，加强优势科室的临床路径建设，发展优势学科，降低医疗成本，进而充分发挥医疗服务的低成本优势，提高医疗服务的效益。最终会在区域内形成优势互补、错位发展的医疗服务格局。另一方面，在 DRG 和 DIP 支付方式下，区域内的龙头医院会形成更加强大的垄断势力。医保支付方式改革在客观上的确提升了医院之间的竞争性，但对于高水平医院较少的区域而言，支付方式改革会进一步放大龙头医院在病例分组以及医疗成本形成中的话语权，进而产生"马太效应"。针对江西高水平医院较少的情况，在医保支付方式改革中必须要对此予以考虑。例如，赣州市参与 DIP 分组的全部病例数共计 1732737 条，其中能成功匹配某DIP 病种的病例数为 1689984 条，入组率达 97.53%。尽管入组率较高，但入组病例主要集中于赣州市第一人民医院等龙头医院。

（七）医保支付方式改革将会使得医院对科室的考核内容和标准更加精细化

在 DRG 和 DIP 支付方式下，医院为了减少医疗成本，提升医疗服务的竞争力，将会不断完善考核机制和绩效分配机制，将成本管理精确到科室，激励医务人员自发地加强内部成本控制和规范医疗行为。例如，医院会通过引入平衡计分卡、KPI 等考核手段，从单一的经济指标考核向综合目标考核转变，引导科室以医疗服务质量、成本控制、工作效率、病人满意度等指标为核心，加强平均住院日、病床使用率、均次费用、药占比、耗占比、成本率、人均服务能力、临床路径规范性等指标的考核力度，进一步加强诊断编码的监管与考核。从赣州市的 DIP 分组实践来看，在参与分组的 1732737 条病例数据中，一共有 42753 条病例未能成功分入某一 DIP 组，未入组的主要原因包含三个方面，分别是主诊断编码为空、填写为中医编码、错误字符/汉字的数据无法映射分组器使用的医保版本编码。部分主要诊断 ICD 编码仅能作为附加编码，不能作为分组器使用的主诊断编码。由于病案填写问题，出现的主诊断与手术不匹配、手术互斥等问题使病例不能入组。

（八）医保支付方式改革将会使得医院的财务管理进一步精细化

医保支付方式改革之前，江西医院的成本意识淡薄，对财务的管理较为粗放，但 DRG 和 DIP 支付实行"预付费制度"，为收入设定了封顶线。因此，有限的收入会倒逼医院进行收入结构调整，加强病种成本核算，实现财务管理精细化。一是 DRG 和 DIP 支付会使得省内医院的资金周转压力增大，将倒逼医院提升预算管理能力。目前，医院预算管理主要依靠增量预算、项目叠加的方法编制收支预算，其执行大部分停留在院级或科级层面。DRG 和 DIP 支付后，需转向对病种成本、项目成本和年度医疗服务量等进行预算和管控，传统的预算管理已经不能准确预测出医院最终获得的实际收益，尤其在药品、耗材集中采购的前提下，对于控制医院药品、耗材收入的比重预测也有局限性。此外，医保费用先行垫付及奖惩机制给医院预算编制带来困难。因此，医保支付方式改革可能会在一定程度上对江西医院的资金回流造成压力，对医院的预算管理能力提出了更高的要求。二是 DRG 和 DIP 支付会使得省内医院的财务管理任务增加，倒逼医院提升财务管理人员的专业化水平。实施 DRG 和 DIP 支付后，江西医院的财务工作人员既需要对改革政策有深入理解，又需要掌握预算管理和成本管理的财务知识，还要对医院的运行成本、药械损耗、患者费用进行信息分析研究，医保支付改革对医院财务管理人员的专业化水平提出了更高的要求，这会倒逼医院提升财务管理人员的专业化水平。三是 DRG 和 DIP 支付会带来信息源及信息种类的多样化，将倒逼省内医院提升财务管理系统的信息化水平。DRG 和 DIP 支付与大数据技术密切相关，江西医院原有的财务系统虽然对药品、耗材以及供应商的信息进行了信息化管理，但医保支付方式改革要求医院对医保信息、财务信息及病案首页疾病信息等进行整合，这对医院财务管理系统的信息化水平提出了更高的要求，部分医院需要通过第三方软件对结算数据进行汇总整理。因此，DRG和DIP支付将倒逼医院提升财务管理系统的信息化水平，进而带动医院整体的信息化水平提升。对于江西而言，基层医疗机构的信息化建设较为滞后，将会对医保支付方式改革造成较大的阻力。

（九）医保支付方式改革将会使得医院面临多重的绩效考核标准和压力，并对病案首页标准化填报产生影响

DRG和DIP支付后，手术操作将是决定总收入的重要因素，从而极大地促进医生通过准确填写病历来保证所治病例和收入的吻合，进而大大提高了撰写的准确率。但医保支付方式改革后，江西医保部门和卫生部门对医院绩效的考核标准并不统一，这会增加医院的绩效考核压力。国家医保局推行DRG和DIP支付，明确规定以医保局下发的医保疾病诊断和手术操作分类代码为基础进行病案首页填报，而卫健委于2019年推行公立医院绩效考核，规定疾病分类代码和手术操作分类代码确定以国家临床版2.0为依据。部门间的标准不统一，将在增加江西医疗机构工作负担的同时，使病案首页填报产生偏差。

（十）医保支付方式改革对医院的医疗服务行为将会产生复杂的影响

一方面，在DRG和DIP支付方式下，医院通过提升医疗服务质量，增强患者的获得感，进而提升竞争力。无论是DRG还是 DIP，都是基于"价值医疗"，本质是向价值买单，病种广度和病种难度影响医保支付，传统的"以药补医、以材补医、以检查补医"时代将会一去不复返。因此，医院将会通过构建优质服务体系，通过提升窗口品质、提供增值服务、改进服务态度、改善就医环境、健全调解机制、建设智慧医院等方式全面提升医院"软实力"，让患者安全、便捷地得到优质、高效的服务，努力使其权益最大化，满足其就医获得感，提高其就医满意度，从而扩大社会影响力，占据竞争优势地位。另一方面，在 DRG 和 DIP 支付方式下，部分医院为了节省治疗成本，可能会降低医疗服务的数量和质量。例如，个别医院为减少治疗成本只考虑病种不考虑病情，而不愿意收治危重病人，出现推诿重病的现象；医院为减少住院成本而缩短住院日，以增加门诊服务代替，导致门诊费用上涨，使得该病种诊治的总费用可能未得到明显下降；少数医院为了控制成本，可能在临床路径标准制定过程中取消一些成本较大但治疗效果较好的医疗服务项目；DIP 分组较细，部分病种分值差距较小，难以判断治疗方式选择的合理性，在医院具有低码高套强烈动机的条件下，高套分组的风险大；医院可能会通过分解住院降低某一病种的单次治疗成本，缩短患者的住院时间。

（十一）医保支付方式改革对推动省内医院进行医疗技术创新的影响具有差异性

在 DIP 支付方式下，由于当前未对临床路径进行统一规定，而且分组数量庞大，在这种情况下尽管可以动态更新调整，但是医疗机构会倾向于采用复杂技术、高分值的治疗方式。这在客观上鼓励医院运用新技术开展医疗服务，对于推动医疗技术创新具有积极意义。但 DRG 支付方式对临床路径作了详细设定，无法被及时纳入新技术，特别是价格较高的新技术，可能需要等市场充分验证、积累两三年病例数据才能进入 DRG 分组，这在一定程度上有可能影响医疗水平的快速提升。对一些复杂的情况，DRG 的临床路径可能无法反映。例如，一种比较极端的情况，一位 80 岁老人身患糖尿病、高血压、高血脂、老年痴呆、中风，这种情况不存在于 DRG 的已有路径中，无法入组。

（十二）医保支付方式改革对江西推进分级诊疗具有积极影响

目前的医疗制度是按照医疗项目"后付费"，而医院要获得较多的医保收入，需要依赖于更多的检查项目。而检查、治疗设备少，医疗服务收费能力较弱的医院医疗保障能力将进一步弱化，这导致大医院的虹吸效应明显。医保支付方式改革后，卫生管理部门将通过 CMI 指数（即病例组合指数，用于评价收治病例的平均技术难度或"高度"，是医院服务能力和水平的体现）进一步加强对公立医院病种结构的考核。三级医院的运营策略将会加强对疑难、危重疾病的诊疗，开展更多二级医院无法开展的诊疗项目，这在客观上有利于推进分级诊疗和各级医疗机构回归自身功能定位。

二、医保支付方式改革对江西
医保部门管理的影响

作为医保的支付方，医保管理部门推动的医保支付方式改革不仅对医保部门实现控费、提效的总体目标大有裨益，也将对其自身提升精细化管理水平和强化与卫生部门的互动产生内在动力。具体的影响主要体现在以下几个方面：

（一）医保支付方式改革对提升江西医保部门的精细化管理水平具有积极影响

1. 医保支付方式改革将助力江西医保部门实现控费、提效的总体目标

DRG 和 DIP 支付实行"超支不补、结余留用"，这将改变医院的运营模式，倒逼医疗服务行为改变，促使医院因病施治，控制过度用药、过度检查等行为，规范医疗服务，优化费用结构，降低服务成本，从而实现控制不合理费用增长的目标。这对于江西医保部门实现控费、提效的总体目标具有积极意义。例如，赣州市以年度基本医疗保险基金支出预算为基础，根据定点医疗机构前三年 1：2：7 基金刷卡支出 90% 比例按月预拨，根据医保基金年度预算总额指标，综合考虑年度考核等影响因素，开展年度清算工作。

2. 医保支付方式改革将倒逼江西医保部门提升专业化管理水平

随着医保支付方式改革的逐步深化，对管理人才的专业技术水平会提出更高的要求，专业技术后继乏力将是未来医保部门必须面临的现实问题。尽管在医保支付方式改革过程中，医保部门可以积极引入专业的第三方作为医保部门信息技术、管理技术、监管技术的外部支撑，但考虑到改革的总体统筹和数据安全的需要，医保部门的管理功能不能弱化，更不能逐步被外部市场替代，这将倒逼医保部门提升专业化管理水平。对于江西而言，医

保部门人员数量和管理水平不足的问题依然较为突出，对深入推进支付方式改革及提升改革效益将会产生较大的制约。

3. 医保支付方式改革将进一步增加江西医保管理的任务，医保部门的管理成本也将会增加

在 DRG 和 DIP 支付方式下，医保部门传统的控费和监管任务发生了变化，增加了其他的管理任务。例如，医保部门要做好基金总额预算、确定各病种支付标准、药品目录调整、协商谈判、基金结算、医保资金使用效率分析等常态化的工作，专业性很高，这无疑会增加医保部门的管理成本。此外，医保部门在控费任务外，还需要依托信息化手段构建有效的监督考核制度体系，不仅要对医院的医疗服务行为进行监管，还要对医保数据的安全进行有效监管。

4. 医保支付方式改革将助推江西医保管理智能化水平的提升

DRG 和 DIP 支付方式本身就是大数据在医疗卫生领域的应用，所以支付方式改革将推动医保信息系统的建设，进而提升医保管理智能化水平，形成智慧医保监管模式。例如，医保支付方式改革后，江西医保部门对于医院的监督管理会更加依赖于人工智能技术，应积极开发学习和自学习模型，探索医保人工智能技术，加强医保对支付标准、支付流程、支付绩效、数据安全的优化管理。再如，医保可以通过区域的医疗信息化对老百姓的健康水平、疾病负担、诊疗动向和医疗需求等大数据进行整合应用，进而以前瞻性数据战略性配置医疗资源，结合预后数据对国家药品、耗材目录和诊疗服务项目进行高效的动态调整，并对其医疗价值进行评价。赣州市通过智能化管理手段执行国家 3 批和省 1 批中选药品集中带量采购，113 个中选药品价格下降，为全市节约采购资金近 6.2 亿元，其中为患者节约药费支出 3.4 亿元，深

化了带量集采改革。

（二）医保支付方式改革将进一步强化江西医保部门与卫健部门的一体化倾向

医保局成立后，医疗保障局和卫生健康委进一步厘清了部门职责和边界，医改中碰到的"九龙治水"、部门扯皮难题，通过机构改革方式得到了较好解决。但是，从全球发展实际看，由于现代医学基础的经验性、信息不对称性特征导致在微观经济学层面——医疗服务产品成本边界难以划清，进而导致在宏观经济学层面——医改理论模型尚未定型，旧的问题即便解决了，新的问题未必就能在现有的机构框架中解决，医学技术不断演化决定了卫生管理模式不断进化，卫生管理模式不断进化决定了医保管理模式不断发展。这就意味着随着医改新问题迭代出新，医改领域也将不断出现机制层面和体制层面的交互式改革演进。从总体上看，医保支付方式改革后，医保管理和卫生健康部门"你中有我，我中有你"，难以分割，一体化推进倾向将更加明显。

三、医保支付方式改革对江西患者就医的影响

作为医疗服务的需求方，患者是医保支付方式改革的直接受益者和最终评判者。总体而言，医保支付方式改革对患者就医的影响具有复杂性。一方面，尽管患者看病贵、看病难的问题与医疗资源分布等诸多因素有关，但随着医保支付方式改革的持续推

进，江西患者看病贵、看病难的问题将在一定程度上得到有效缓解，而且医疗服务质量也将得到有效提升。一是患者看病贵的问题将在一定程度上得到有效缓解。在 DRG 和 DIP 支付方式下，医院为了降低医疗成本会鼓励医生采用性价比较高的药品，同时辅助用药、大处方、不合理用药等医疗行为将得到有效遏制。这会减少患者的医疗费用支出，在一定程度上将有效缓解患者看病贵的问题。二是患者看病难的问题也将在一定程度上得到缓解。在 DRG 和 DIP 支付方式下，只要医疗成本在支付标准以下，医院接收的患者越多，其收益也就越大，而且通过支付方式改革医院之间在医疗服务方面会形成合理分工，医疗服务效率将得到提升，所以医保支付方式改革将在一定程度上使得患者看病难的问题得到有效缓解。三是患者就医的满意度将得到提升。在 DRG 和 DIP 支付方式下，医院为了增强自身的竞争力，对服务、管理、运营、流程方面的精细化管理具有强烈的动机，进而可以提升患者就医的满意度。

另一方面，医保支付方式改革也可能会造成重病患者等群体的就医难度和费用增加、医疗服务质量降低等问题。例如，由于同一病种下患者年龄、病情发展、并发症等存在差异，诊治方式不尽相同，医院受医保支付标准限制，可能推诿患者或让诊治难度大、医疗费用高的参保人员分解住院，导致参保人员自付医疗费用增加。对于垄断型的医疗服务机构，其可能会通过降低医疗服务质量来减少医疗成本。

四、医保支付方式改革对江西医药企业的影响

　　作为药品和医疗器械的供给方，医药企业也会受到医保支付方式改革的影响。医保支付方式改革对江西医药企业会产生直接和间接的影响。在直接影响方面，医保支付方式改革会进一步强化医保的战略性购买功能，更多的临床价值高、经济性评价优良的药品、诊疗项目、医用耗材将被纳入医保支付范围，这会进一步降低一些药品和医药器材的价格。在间接影响方面，在 DRG 和 DIP 支付方式下，医院 DRG 和 DIP 药品占比与 DRG 和 DIP 耗材占比数值越高，医院获得的 DRG 和 DIP 医保收入含金量就低；反之数值越低，医院获得的 DRG 和 DIP 医保收入含金量就高。例如，由于医保支付方式改革后用药量的减少，药品市场规模可能会变小，同时医院对低价药和药品的性价比更为重视，这会对具有成本优势和创新能力的医药企业形成较大的市场激励。

第四章

国内医保支付方式改革的典型案例剖析

江西统筹区大部分以 DIP 支付改革为主，同时部分统筹区进行 DRG 支付改革，为全面深化江西医保支付方式改革，本章对国内 DIP 支付改革和 DRG 支付改革的典型案例进行剖析，总结改革经验，进而为江西改革提供参考。

一、三明经验："三医"联动深化DRG支付改革

三医联动是指医保体制改革、卫生体制改革与药品流通体制改革联动，即医疗、医保、医药三者联动改革。2015 年，国务院总理李克强对医药卫生体制改革工作的批示中提到，坚持医保、医药、医疗"三医联动"。2016 年两会期间，李克强总理在政府工作报告中提出："协调推进医疗、医保、医药联动改革。"这也是三医联动首次写入政府工作报告。2017 年的政府工作报告中又提出："深化医疗、医保、医药联动改革。"可以说三医联动改革

已经成为中央及地方推进医改的主要思路。

近年来，福建省和三明市认真贯彻落实党中央、国务院决策部署，不折不扣完成深化医药卫生体制改革任务，并结合实际大胆探索突破，取得了积极成效。2019 年，国务院深化医药卫生体制改革领导小组印发的《关于进一步推广福建省和三明市深化医药卫生体制改革经验的通知》要求在全国进一步推广福建省和三明市医改经验。2021 年的《国务院办公厅关于印发深化医药卫生体制改革 2021 年重点工作任务的通知》要求在全国"进一步推广三明市医改经验，加快推进医疗、医保、医药联动改革"。尽管江西大部分统筹区均在进行 DIP 支付改革，与三明市推行的DRG 支付是不同的，但三明市在推进医疗、医保、医药联动改革方面的经验依然值得借鉴。主要经验如下：

一是建立了高效有力的医改领导体制和组织推进机制。福建省委主要负责同志担任医改领导小组组长，省政府主要负责同志担任第一副组长，由一位政府负责同志统一分管医疗、医保、医药工作，将医改工作纳入政府目标管理绩效考核，带动各市县形成了强有力的推进机制。三明市全面落实公立医院政府投入责任，化解符合规定的公立医院长期债务。2018 年，三明市二级及以上公立医院财政直接补助收入占总支出的比例为 17.1%。

二是深化了医疗、医保、医药"三医"联动改革。三明市按照腾笼换鸟的思路和腾空间、调结构、保衔接的路径，深化"三医"联动改革，实行药品耗材联合限价采购，按照总量控制、结构调整、有升有降、逐步到位的原则，将腾出的空间在确保群众受益的基础上，重点用于及时相应调整医疗服务价格，建立动态调整机制，优化医院收入结构，建立公益性运行新机制。2018年，三明市二级及以上公立医院医疗服务收入（不含药品、耗材、检查、化验收入，下同）占医疗收入的比例达到 42%。福建省全面跟进国家组织药品集中采购和使用试点，实行医用耗材阳光采购，并及时相应调整医疗服务价格。福建省医药电子结算中心实现医保基金对医药企业的直接支付和结算。

三是创新了薪酬分配激励机制。三明市以医疗服务收入为基数核定公立医院薪酬总量，实行院长年薪制和全员目标年薪制、年薪计算工分制，医务人员薪酬水平不与药品、耗材、检查、化验等收入挂钩。2018 年，三明市二级及以上公立医院人员支出占业务支出的比例为 46.5%。福建省全面推行院长目标年薪制，院长年薪由财政承担，根据绩效考核结果发放。综合考虑医疗服务收入增长、院长年度绩效考核等因素，每年适当增加公立医院薪酬总量。

四是强化了医疗机构监督管理。三明市切实加强医疗服务监管，严格医疗机构用药管理，规范公立医院集中采购药品目录。对医院运行、门诊和住院次均费用增长、抗菌药物和辅助用药使用等进行监控，对不合理用药等行为加大通报和公开力度。福建省加强三级公立医院绩效考核、院长目标年薪制考核、公立医院综合改革效果评价等有效衔接，加大考核结果统筹应用力度。

五是改革完善了医保基金管理。三明市在所有二级及以上公立医院实施按疾病诊断相关分组收付费改革，建立医保经办机构与医疗机构的集体谈判协商机制，合理确定医保支付标准。探索中医和西医治疗同病同支付标准。福建省探索建立职工医保基金省级统筹调剂机制，合理均衡地区负担。推行按病种收付费改革，全省各统筹区病种数均超过 230 个。

六是上下联动促进了优质医疗资源下沉。三明市在每个县（市）组建紧密型县域医疗共同体，医保基金和基本公共卫生服务经费按人头对医共体总额付费，实行总额包干、结余留用。采取有效措施激励基层做实家庭医生签约服务、强化慢性病管理，引导上级医院主动帮扶家庭医生和乡村医生等提高服务水平。并以医保总额付费为纽带，在全省半数以上县（市）组建紧密型县域医疗共同体。

同时，三明的"三医联动"也取得了巨大的效益。从公立医院的薪酬来看，不论是医院工资总额还是院长平均年薪，三明市县级以上公立医院都出现了大幅度的上涨，说明薪酬制度实施后医务人员的整体薪酬水平达到了一个新的高度。从医院的收入来看，医改后医药的总体费用有所减缓，较医改前每年增幅降低 10 个百分点，有效节约了医药卫生资源。这是由于三明市实施零差价政策，给医院内部的医疗服务项目（特别是体现医生医务性收入的医疗服务项目）价格的调整腾出了广阔的空间，使得医院的医务性收入实现持续的增长。从医保经办机构来看，一方面，三明市将隶属于不同行政部门主管的医保中心和新农合整合进医管中心，暂时交由财政局代管，从此职工医保、居民医保、新农合实现真正意义上的三保合一。此举解决了医保系统长期以来多头治理的问题，整合了资源、统一了政策。另一方面，三明市率先在全市范围内实现职工医保、居民医保、新农合的市级统筹，三类基金自求平衡，做大坐实各个基金盘子，降低了基金出险的概率。从药品的费用来看，2012~2016 年三明市的总药品费用稳定在 6 亿元左右，若不实施医改，据估计总医药费用将达到 19.7 亿元。所以医改实施的这些年，极大地扭转了医改前医院总药品费用迅速增长的趋势，极大地节约了药品资源、避免了资源的浪费。

二、广州经验：基于大数据构建DIP支付体系

广州自2018年以来全面实施DIP分值付费，科学制定了病种分值付费的精细化管理指标，建立了"结余留用、合理超支分担"的激励和风险分担机制，开展了支付与监管的一体化管理模式，重点围绕政府治理、医保支付、医疗机构管理、资源配置等难题，突破理念约束、利益约束、制度约束和管理约束，初步构建起了广州特色的医疗保障治理体系。广州在DIP分值付费改革中通过采取三方面的措施构建了医保精细化治理框架。主要做法如下：

（一）建立了包含"总额预算、病种赋值、月预结算、年终清算"的支付体系

1. 科学精准的总额预算，支持医疗需求正常增长

广州作为华南地区的医疗中心，以充分保障医疗刚性需求为基础，以认可医疗机构业务发展的实际情况为前提，综合考虑医保基金收入水平、医疗技术发展、参保人员住院就医人数增长率、医疗保健消费价格同比增长率等因素，确定全市年度住院统筹基金支出增长率、全市年度DIP分值付费调节金支出总额，以及全市年度住院统筹基金支出总额。具体计算公式为：全市年度住院统筹基金支出增长率＝（全市上年度参保人员住院就医人数增长率+1）×（本市上年度医疗保健消费价格同比增长率+1）－1；全市年度DIP分值付费调节金支出总额＝上一年度全市DIP分值

付费调节金支出总额×（本市上年度医疗保健消费价格同比增长率+1）；全市年度住院统筹基金支出总额＝全市上年度住院统筹基金实际支出总额×（1+全市年度住院统筹基金支出增长率）+全市年度 DIP 分值付费调节金支出总额。

2. 客观合理的支付标准，引导医疗机构规范诊疗

一是利用大数据优势确定病种组合及分值，避免人为干预。以近 3 年全市定点医疗机构 800 余万份病案数据为基础，基于临床主要诊断编码（ICD-10 国标版）和手术操作编码（ICD-9-CM-3 广东版）的自然组合。按照核心病种入组率在 90% 的管理目标，筛选病例数多的病种组编入核心病种，2018 年形成 12005个核心病种；对病例数少的病种组，按照诊断编码首位字母归为 25 个综合病种；长期住院病种、精神专科和护理机构的住院病例设置为按床日付费，保障长期住院需求。二是立足本地实际确定权重系数，引导医疗机构合理施治。定点医疗机构权重系数由基本权重系数及加成或扣减系数构成，首先，以不同级别医疗机构相同病种（不含综合病种）医疗费用比例关系确定基本权重系数，还原不同级别医疗机构的费用差异（2019 年三级、二级、一级医疗机构的基本权重系数分别为 1.000、0.728、0.470）；其次，通过多维度加成或扣减指标，调节同级别医疗机构不同的医疗质量和服务管理水平。目前，加成指标主要有医保评定等级（反映医疗机构医保服务管理水平）、CMI 值（反映收治病种组合的复杂程度）、老年患者比例和儿童患者比例（保障特殊人群就医）、长期住院患者比例（补偿住院时间长带来的费用增高）及重点专科（反映医疗机构技术水平）等，扣减指标则设置了频繁转院患者比例（遏制治疗不充分现象）。此外，2019 年设置了544 个基层病种，按照固定权重系数计算，缩小基层病种在不同

级别医疗机构的分值差距，引导常见病、多发病下沉到基层治疗。三是建立费用偏差病例特殊处理机制，促进合理支付。结合医疗专家评审制度，确定合理的支付系数。对费用超出上年度同级别次均费用 2 倍以上的病例额外叠加分值，对在上年度同级别次均费用 50% 以下的病种按实际分值结算，既保障重病特病得到充分治疗，又避免普通疾病治疗不足。

3. 流畅便捷的申报结算流程，支持高效经办及快速支付

广州 DIP 分值付费在清晰的年度清算规则前提下，月度不再设置烦琐的结算规则，直接按医疗机构申报记账费用的 95% 进行预拨付，减轻了医保经办人员的月度结算负担，提高了工作效率，为日常审核监督腾出更多时间和精力；同时实现对医疗机构的快速支付，缓解医疗机构资金周转压力。

4. 年度清算形成激励约束

建立"结余留用、合理超支分担"机制。年度清算时，将实际记账费用总额去除违规费用后，分值计算费用总额在 80% ~ 110% 的按 100% 支付，在 100% ~ 110% 的由调节金按 70% 进行补偿，小于 80% 的据实支付，超出 110% 的不予支付。考核评价与年度清算挂钩。建立质量监控标准体系，将病种费用增长率、疾病和手术编码准确率、人次人头比增长率、年度总体自费率、参保人满意度调查纳入考核范围，考核系数直接影响年度清算时的实际支付金额，促进医疗机构服务效率、费用结构、技术水平、资源配置的优化提升。

（二）建立了涵盖"分析、预警、监控、反馈"的多方位智能监管体系

一是快速查询分析实现对全市定点医疗机构全面业务管理。

系统从业务主体维度实现"全市—区域—医疗机构—病例明细"的层层深入挖掘，从病种维度实现医疗机构间的总费用、费用结构、住院床日等的横向对比分析，分析结果以简明直观的图表显示，便于医保经办工作人员实时掌握业务运行情况，发现个案数据与全市均值的离散程度，从而进行针对性管理。

二是偏离数据专题预警，实现对可疑病例及机构的快速识别。利用大数据提取病种特征，对综合偏离指数较大的可疑病例进行预警；基于定点医疗机构整体业务运行的纵向指标，如总分值、总费用及 CMI 的异常增长等，以及基于疾病治疗同一维度的横向指标，如均衡指数（Balancing Index，BI）、低标入院率、二次入院率的显著偏离，对可疑机构进行预警。其中，BI 基于定点医疗机构对不同资源消耗的治疗方法的选择概率，判定高套分值的倾向；低标入院率基于疾病测算资源消耗在临界线以下的概率，判定低标入院的倾向；二次入院率基于不同疾病短期同病种同级别的二次入院概率，判定分解住院的倾向。

三是违规监控实现对不合规行为及错误数据的自动拦截。在智能监管系统中，运用人脸识别技术进行患者身份核验，防范虚假住院、冒名住院的行为。同时，对病案首页进行质量控制，病案首页填写错误或不规范的，系统自动将其退回医院端。此外，强化医保医师管理，对非医保医师的住院病案进行自动拦截。

四是运行数据实时反馈，促进医院医保双方信息平等。智能监控系统通过广州智慧医保 APP 主动向医疗机构推送住院例数、费用、分值、入组率、病例结构等运行数据，并对费用偏离程度较高的医疗机构进行提醒，一方面正向引导定点医疗机构在日常工作中主动控制成本，另一方面促进医院医保双方信息平等，有利于建立公平的谈判协商机制。

（三）建立了"病种组合、病种分值、权重系数、监管规则"的灵活动态调整机制

一是对病种组合及分值的调整。首先，基于现有病种组合体系进行调整。根据医疗新技术、疾病谱变化、特殊药品使用、实施过程中暴露的问题等因素及时调整病种组合体系。2019年共新增病种组1029个、移除病种组1709个、调整病种分值486个。其次，逐步建立病种辅助目录，进行精准校正。主要考虑疾病严重程度、年龄特征等因素，对病例进行细化分型，在基础分值的基础上予以加成校正，以最大限度地契合成本，实现"大病大治，小病小治"。

二是对权重系数的调整。权重系数加成或扣减指标既要考虑对支付的合理调节，又要符合本地管理和引导的需要，是DIP分值付费体系的重要工具。广州市定点医疗机构权重系数不设置为固定系数，而是设置计算规则，权重系数根据当年度实际情况及业务数据按照计算规则确定。2019年，在2018年的基础上对权重系数新增了2个加成指标（儿童患者比例和长期住院比例）和1个扣减指标（频繁转院比例），更好地保障临床医疗需求。

三是对监管规则的调整。由于医疗机构客观存在的趋利性，DIP分值付费方式下，医院和医生难以避免的存在高套分值、分解住院等倾向。为了DIP分值付费方式健康发展可持续，营造医疗机构公平竞争的环境，医保管理部门需要配套做好监管工作。在此要求下，广州市设置了一系列复合监管规则，借助系统直观呈现，增强对数据的洞察能力以及对问题的反映效率，提高科学决策能力。实施过程中，通过数据分析及日常监管实践，校验监管规则的有效性及准确性，及时优化调整监管规则，提升管理针对性、及时性与可及性，不断健全监管体系。

三、无锡经验：加强病案质量监管 深化DRG支付改革

无锡自 1997 年起实行医疗保障改革试点以来，经历过按项目付费、按单元定额付费、按总额付费、按人头付费、按病种付费和按床日付费等多种支付制度，每种制度都经历过控费、博弈和失效的周期性过程，是医保支付制度研究非常有价值的典型代表地区。2018 年 4 月，无锡正式启动了"DRGs-PPS"项目试点工作，着手准备 DRG 支付制度改革的基础环境，并于 2019 年 5 月被国家医保局确定为 DRG 支付国家试点城市。在国家和省医保局的悉心指导和市委、市政府的高度重视下，不断强化组织保障、注重基础管理、加强队伍建设，确保了试点工作有力有序稳步推进。2020 年 1 月，国家医保局 DRG 国家试点城市 2019 年推进落实情况发布评估结果，无锡在全国 30 个试点城市中被评为优秀。

（一）以强化组织领导为重点夯实改革基础

1. 加强组织保障，形成工作合力

DRG 支付是一项系统性工程。为确保国家试点工作扎实推进，无锡市医疗保障部门着力谋划组织保障工作，经市政府批准，成立了以市长为组长，分管副市长为副组长，市政府秘书长、各相关部门、各县（区）主要负责人为成员的领导小组。同时无锡市高度重视专家团队建设，组建了 4 个 DRG 技术指导小

组，分别为技术标准小组、医院指导小组、联网信息小组、培训评估小组，成员由无锡市医保、卫健、人社的相关业务部门负责人，病案核查专家团队成员及试点医疗机构的相关专家组成。在具体试点工作推进过程中，无锡市采取定期召开联席会议、定期发布试点工作通报的方式，共同讨论研究推进工作中遇到的问题和矛盾，会商解决办法，形成工作合力，共同推动试点工作按时序稳步进行。

2. 注重监管培训，提升病案质量

病案质量管理是 DRG 试点推进工作的基础和关键。无锡市医疗保障部门通过"理论培训+监督检查"双管齐下的方式，持续加强医院病案质量管控。一方面，试点启动以来，开展了多期相关 DRG 基础理论、病案基础知识和质控监管培训。通过持续强化培训，不断提升全市病案编码人员和病案监管人员的能力素质，提升病案基础数据的规范性和准确度。另一方面，对试点医院 2017 年度、2018 年度和 2019 年度的共计 12123 份病案进行 DRG 专项核查，并对实时上传的部分疑点病案开展了针对性核查。通过核查，查找各医院不符合相关填报标准和规范的具体问题，并逐一反馈，督促医疗机构对标找差、举一反三、落实整改。

3. 完善信息体系，制定质控标准

疾病分类编码和手术操作分类编码是 DRG 分组的主要依据，全市医疗机构是否统一标准直接影响 DRG 分组的结果。2018 年，在国家相关标准尚未明确的情况下，无锡市医疗保障部门结合本地实际，邀请专家开展论证，明确了全市试点医院病案首页上传标准，并完成了试点医院病案实时上传信息改造工作。市医疗保障部门同步建立了实时上传的校验质控规则和信息通报制度，定期统计通报各医疗机构的病案首页上传情况，督促上传不及时和上传不规范的医疗机构及时整改，确保了病案首页信息上报的及时性、完整性和规范性。

4. 强化数据分析，拟定结算方案

病案数据与成本数据的收集和分析，对于 DRG 正确分组与确定权重至关重要。无锡市医疗保障部门完成了对全市试点医院 2015~2019 年的全部出院病历的电子病案首页信息和医保结算信息数据的采集工作，对数据进行分组，确定 2019 年 DRG 试运行医保付费结算方案。在试运行过程中，持续监测各项指标情况，适时进行调整。在此基础上，通过广泛征求卫生健康主管部门和试点医院意见，最终形成了《无锡市 2020 年 DRG 付费结算办法（试行）》，并于 2020 年 1 月起对全市 25 家试点医院试行按 DRG 实际付费。《无锡市 2020 年 DRG 付费结算办法（试行）》特点：平衡结算、引导分级诊疗、实施区域总控、合理清算、鼓励医疗机构"控成本、调结构、提效能"。

5. 发挥正向引导，稳步推进改革

2019 年试运行期间，无锡市医疗保障局部门按月向试点医院出具 DRG 试行支付情况表，同时与实际结算办法并行比较，定期召集试点医院开展 DRG 阶段工作总结会，分析试运行数据指标情况，剖析问题原因，引导医疗机构及时合理调整收治结构，发展自身学科特色，加强医院内部管理，促进医院管理现代化、科学化、精细化，主动适应 DRG 支付方式改革。2020 年起，无锡市实现了试点医院 DRG 绩效分析院端实时反馈。

（二）以专业化能力建设为突破口全方位推进改革

1. 贯彻国家标准，全国率先落地

无锡市作为全国首批 8 家医疗保障信息业务编码测试应用地

区之一，2020 年 3 月 23 日起正式切换为国家医保版编码标准，切换应用时间在全国领先。2020 年 4 月起，无锡市率先启动了医保结算清单接口上传工作，2020 年 5 月底，完成 25 家试点医院接口改造，并按照结算清单规范进行数据上传和 DRG 入组付费，整体入组率达到 99.98%，2020 年 7 月底，无锡市 30 家观察点医疗机构完成了结算清单接口改造，开始上传数据。

2. 完成信息改造，对标国家分组

无锡市高度重视 DRG 的信息建设，完成了 DRG 结算和硬件系统的招标工作，并对结算流程进行了本地化改造，实现了结算清单和电子病历上传、数据质控、结算付费、智能审核、绩效评估等 DRG 支付全过程的系统建设应用，其中结算清单 190 项数据指标完全执行国家标准。同时根据国家医疗保障局发布的医疗保障疾病诊断相关分组（CHS-DRG）细分组方案（1.0 版）要求，无锡市开展了对 2017 年至 2020 年 6 月三年半的病案首页、结算清单数据及医保结算数据的采集和编码映射工作，共计 1252850 份。同时按照国家细分组方案要求，做好了 DRG 分组器的部署与对接，并使用历史数据进行了多轮模拟分组和测算。分组效能自评符合国家 CHS-DRG 分组规范。

3. 加强培训学习，提高队伍水平

2019 年 12 月 19~20 日，由国家医保局选派的 5 位专家现场对国家医保按疾病诊断相关分组 DRG（CHS-DRG）付费国家试点工作进行培训，无锡市医保局领导、医院负责人和医保办负责人共 200 余人参加了培训。2020 年 7 月 30~31 日，开展了无锡市 DRG 相关医保信息编码标准培训，培训内容包括 CHS-DRG 支付数据质量要求、医疗保障基金结算清单填写规范、国家医保局疾病诊断和手术操作编码的应用，培训对象覆盖了全市医保行政和经办相关负责人员、DRG 试点医院和观察点医院的相关业务骨干共 260 余人。除了积极开展业务培训会，巩固基础知识，无锡市医保经办机构还联合无锡市病案管理质控中心建立了"无锡DRG 数据质量管理交流群"，针对全市试点和观察点医院在结算清单、病案首页等医保关键信息填报过程中遇到的疑难问题，安排了本地专家和国家 DRG 相关业务的专家于交流群中在线解答。

4. 加强协议监管，确保行为合理

无锡市医保局就实施 DRG 结算支付后可能存在的常见问题，制定了有针对性的监管措施：一是在 2020 年医保协议中增加了DRG 结算的专项内容，明确了试点医院的病案控制、信息上传、费用结算、监管要点等 DRG 付费相关要求和规范。二是 2019 年底通过公开招标确定了第三方参加 DRG 病案审核工作，解决了经办机构病案监管人手严重不足的问题，目前已经完成一季度的DRG 病案抽检工作，共计检查病例 2947 份，对其中涉及"高编高靠"的案例，按照协议进行扣一罚二。三是组织分解住院的专项检查，对医疗机构同病种短时间内办理出入院现象进行专项检查，实施直接扣费处理。

四、金华经验：基于病组点数法
构建DRG支付体系

金华在全国范围内率先实施的病组点数法多元复合式医保支付方式改革，对江西深化医保支付方式改革具有重要的参考价

值。改革实施后，金华市医疗机构质控管理绩效得到了全面提升，医院主动控费能力、精准控费能力得到了进一步增强，改革成效已经初步显现。主要经验如下：

一是编制年度预算总额，合理控制基金支出增长率水平。其中，增长率根据国家相关文件要求控制在10%以内，具体数值根据 GDP、人头增长、CPI 等因素，以及结合省医疗费用增长控制指标，经过相关利益方进行协商谈判来确定 2016 年度为 7.5%，大体与 2016 年金华市的 GDP 增长水平相当。根据增长率，金华市通过上一年的住院医保基金支出额，计算出 2016 年度的年度住院医保基金支出（含转外就医）预算总额，共 8.53 亿元。年度预算总额不分解到每个医疗机构，而是作为本市全部试点医疗机构的整体预算来看待。

二是采用病组点数法精准付费。首先，分组的确定采用科学测算与谈判相结合的方式。根据国内外专家经验，结合本地实际情况根据测算先制定初步的分组。其次，在已有的 625 个疾病分组基础上，根据国际标准建立分组器，确定每个样本病历的病种。最后，确定疾病分组支付标准。将每个病种中的病例样本价格进行计算，确定平均价格（包含自费费用）。同时，确定病组点数与病组之间的费用比例关系。经过统计计算，得到全市所有疾病的平均住院费用数据，以此为基准度量衡，而病组的平均住院费用也可以统计得出，由此计算出每个病组的基准点数。

三是按医疗服务点数合理分配预算基金。根据年初预算与全市医院总点数计算出每个点数对应的医保资金，进而得出每家医疗机构所分得的总医保资金，结余的医保资金医院可以留用，而超过预算资金的部分则由医院自行承担。

四是对医疗服务质量进行考核，遏制过度医疗，防范服务不足。金华市的智能监控体系从 2015 年开始在全市实施，包含了事前信息查阅、事中诊间审核、事后智能审核、医保医师管理、临床知识库、药品电子监管码、全体库存监督等医保、医疗和医药等方面，对医疗质量评价进行探索，为病组点数法的实施提供了技术支持。

五、成都经验：依托智能监管体系 深化医保支付方式改革

随着群众对高质量医疗保障水平的需求日益强烈，传统医保管理模式显得捉襟见肘、难以为继，对成都医保治理体系和治理能力提出了严峻挑战。在此背景下，成都市坚持问题导向，运用互联网的思维和办法，打造了"8124"智能监管体系，整合融通了八个基础数据库，一体化构建了全市医保数据中心，全面覆盖了两定服务机构、医保医师、参保人、医保经办机构四类对象，实施全天候、无死角的宏观和微观监测，做到了及时响应、自动识别、系统处置，探索出了一套"智慧医保"新模式。主要经验如下：

一是构建"最强大脑"，应对复杂多变局面。探索医保大数据、人工智能、区块链、物联网等现代信息技术的融合创新，以高质量的信息化根基为支撑，监管与服务同步协同，构建基金安全的互联网。通过坚持问题导向，聚焦医保稽核管理工作规范性、公平性、公正性，依托"大数据+智慧监管"平台，整合全

市医保监管有限人力资源，线上生成医保稽核任务情报，经办部门在线领取，线下核查、取证，并最终将处理结果录入监管平台，实现医保稽核线上线下O2O闭环联动机制。

二是架设"智慧警灯"，增强应急预警能力。充分发挥成都科技公司和技术专家高端智能聚集优势，深化"大数据+智慧监管"的大数据平台运营。目前已建成了频繁就医、住院时间重叠、滞留住院和虚假医疗服务四个场景，搭建了多方共同参与的医保大数据反欺诈事后协同机制，能够自动识别预警医疗机构可疑违法违规行为，侦测发现部分疑点数据的精准度超过90%。

三是打通"数据通络"，打造多元共治格局。在全国率先探索出"智慧医保"新模式，形成了以医保大数据治理为核心、实时在线监控系统和移动稽核APP平台为两翼骨干支撑，依托互联网、视频影像、智能手环、人脸识别四项现代信息技术深度应用，推动形成医疗保障监管部门、医疗机构、医保医师、参保人、科技企业、技术专家等多方参与（以下简称"一核两翼、四项技术、多方参与"）的"124+N"新平台，构建起全面体现新发展理念最具精准度的"大数据+智慧监管"生态体系。

四是结合"区块溯源"，提升数据安全共享。区块链技术具有分散性好、敏感性高、安全性强的特性与医疗保障工作场景天然契合，是技术最佳落地领域。通过在参保人、医疗机构、医保经办机构之间建立共享共识的"公共账本"，形成强有力的信任关系，极大提高欺诈识别和风险防范的能力。医保智慧监管平台结合"区块溯源"技术，通过汇集参保患者在各医药机构就诊的检查、用药、诊断等过程数据，建立了针对全市参保人的"医保行为画像"，为智慧城市治理和打击欺诈骗保提供了信息支撑。

第五章

以医保支付方式改革推动江西定点医疗机构精细化管理的总体要求和主要任务

医保支付方式改革是一项系统性工程，以医保支付方式改革推动江西医疗机构精细化管理需要找准改革思路，明确改革的主要任务，形成协同推进的良好局面。

一、总体要求

（一）建立符合江西医疗服务体系特点的医保支付体系

以习近平新时代中国特色社会主义思想为指导，全面贯彻党的十九大和十九届二中、三中、四中、五中全会以及党的二十大精神，深入贯彻习近平总书记重要讲话精神和治国理政新理念新思想新战略，按照党中央、国务院决策部署，紧紧围绕深化医药卫生体制改革目标，落实全国卫生与健康大会精神，正确处理政府和市场关系，全面建立并不断完善符合江西医疗服务特点的医保支付体系，聚焦临床需要、合理诊治、适宜技术，完善医保目录、协议、结算管理，健全医保支付机制和利益调控机制，实行精细化管理，激发医疗机构规范行为、控制成本、合理收治和转诊患者的内生动力，引导医疗资源合理配置和患者有序就医，支持建立分级诊疗模式和基层医疗卫生机构健康发展，切实保障广大参保人员的基本医疗权益和医保制度长期可持续发展。

（二）坚持"保基本、结实际、勇作为、敢创新"的原则

坚持保障基本、筑牢底线，坚持以收定支、收支平衡、略有结余，不断提高医保基金使用效率，着力保障参保人员基本医疗需求，促进医疗卫生资源合理利用，筑牢保障底线。

坚持因地制宜，稳步推进，要从江西实际出发，充分考虑医保基金支付能力、医保管理服务能力、医疗服务特点、疾病谱分布等因素，积极探索创新，构建符合江西实际的医保支付体系。

坚持积极作为，统筹推进，加强培训指导，充分认识医保支付方式改革的重要性和迫切性，统筹推进医疗、医保、医药各项改革，注重改革的系统性、整体性、协调性，发挥部门合力，多措并举，实现政策叠加效应。

坚持治理创新、提质增效，发挥医保第三方优势，健全医保对医疗行为的激励约束机制以及对医疗费用的控制机制。建立健全医保经办机构与医疗机构间公开平等的谈判协商机制、"结余留用、合理超支分担"的激励和风险分担机制，提高医疗机构自我管理的积极性，促进医疗机构从规模扩张向内涵式发展转变，不断提高医保治理的社会化、法治化、标准化、智能化水平。

（三）以"五化"目标为牵引

持续推进医保管理创新，是实现国家治理体系和治理能力现代化大格局中不可或缺的组成部分，也是社会治理现代化的重要内容。因此，要以"五化"目标为牵引，从而推动定点医疗机构精细化管理，开创医保管理新局面。

1. 着力实现医保治理法治化

法治化是实现社会治理现代化的重要依托，与民生密切相关的医疗治理更要实现法治化。要根据国家出台的相关法规结合江西实际加快医保立法，实现医保治理有法可依，把医院的各项工作和举措逐步纳入法制的轨道。切实加强和规范医疗卫生事业发展，完善医疗卫生事业体系的建设，让百姓享受到更优质、更全面、更长期的医疗服务。

（1）加强医保执法。特别是要处理好行政执法和协议处罚之间的关系，要处理好行政执法和刑事执法之间的关系，制定相应的执法依据、执法程序和执法标准，确保有法可依、执法到位。同时积极引入第三方力量参与基金监管，包括财务、法律、医学、信息等专业人员，保障医保基金的安全。

（2）健全医保司法。按照权责统一、权力制约、公开公正、尊重程序的要求，加强与司法部门联动和协同，合力破解医疗保障司法障碍，探索建立医疗保障执法资格管理规范，健全专业化医保执法队伍。同时，对于定点医疗机构和人员，要建立信息管理制度，根据信用评价等级分级进行分类监督管理，并将日常监督检查结果透明化，纳入全国信用信息共享平台和其他相关信息公示系统。

（3）强化医保普法。按照"谁执法谁普法"原则，由医疗保障执法机构在执法过程中积极推进医保普法宣传，重点是要普法企业为职工缴费参保责任，以及医疗机构、药店、医生和参保人员违法违规法律责任等，引导全社会增强医保法治意识。

2. 着力实现医保制度标准化

标准是对重复性事物和概念所做的统一规定，它以科学、技术和实践经验的综合为基础，经过有关方面协商一致，由主管机构批准，以特定的形式发布，作为共同遵守的准则和依据。标准化意味着规范、秩序和效率，并不局限于技术方面，制度和管理等都可以标准化运作。

（1）加强基础共性标准建设。对接全国统一的医疗保障信息业务编码标准、统一标识、档案管理规范以及医疗保障信息化建设涉及的网络安全、数据交换、运行维护等技术标准等医疗保障基础共性标准，形成医疗保障系统与相关部门单位衔接交换的"通用语言"。医院信息系统通过对接上级医疗保障信息平台，完成医院端医保系统构建，实现医保支付等业务。

（2）实现管理工作规范化。完善覆盖医疗保障基金管理、业务经办管理、医药价格和招标采购管理等工作规范。包括审核结算支付、转移接续、异地结算、支付方式管理等基金管理和经办业务规范，经办机构建设、经办人员行为等经办体系建设规范，医疗服务项目与价格以及药品、医用耗材的招标采购管理规范。

（3）实现公共服务标准化。优化快捷高效、方便实用的医疗保障公共服务标准。包括基本医疗保险参保登记、信息披露、个人信息查询等公共服务规范，医疗保障经办部门与定点医药机构等第三方机构的协议管理规范，长期护理保险失能评估标准、服务项目标准等。

（4）健全评价监督标准。建立医疗保障绩效考核和服务评价标准，包括对参保人、参保单位、定点医药机构及其工作人员的信用评价标准，以及医疗保障基金运行监控管理规范、医药服务价格监测规范等。

3. 着力实现医保流程社会化

党的十九大报告明确提出要加强社会治理制度建设，完善党委领导、政府负责、社会协同、公众参与、法治保障的社会治理体制，提高社会治理社会化、法治化、智能化、专业化水平。医疗保障制度是社会治理机制的重要组成部分，更要体现社会治理、共同参与。

（1）注重医保治理的横向联动。在"两点机构"准入方面，严格落实行政准入转变为协议管理，组织财政、卫健、药监、参保单位等多方参与，结合医疗资源合理布局，参保人需求等，群策群力，综合确定。在基金预算管理、协议管理、支付方式改革、医疗服务项目价格改革方面，强化同财政、卫健等职能部门横向联系，邀请医疗机构、人大代表、政协委员、参保单位代表、参保人代表等参加，达成共识，取得多方支持。在医保基金监管方面，会同公安、卫健、药监、财政等多部门联合发文，联合监督，并实现部门信息共享，工作有序高效衔接。

（2）注重发挥专业团队的作用。充分发挥行业协会、专家力量，发挥同侪监督作用，鼓励医疗服务和医药行业代表参与医保管理。发挥公共事业研究咨询机构作用，开展社情民意调查、第三方评估、统计服务外包等工作。引入相关专家团队，辅助医保局对付费总体规划、政策制定、业务流程设置、基金监管等建立科学合理的运行机制和规范的制度体系。

（3）充分发挥利益相关方作用。在组织药品集中采购试点工作时，多次听取医疗机构、相关药品经营企业、参保人、行业代表、基层医保管理部门的意见，达成共识，将采购工作作为大家齐抓共管的任务。

（4）完善第三方购买服务工作。要勇于将社会机构的资本与专业优势、效率和灵活性引入医保管理服务。要明确社会力量提供医疗保障服务的政策范围、具体类型与相应购买机制，并严格资金和绩效管理。进一步强化医疗保险经办机构的法人地位，明确其权利、责任与义务，提高专业化经办能力，推动医保经办机构朝法人化方向发展。严格把控服务承接主体的经营资质和准入条件，完善监督与退出机制。

4. 着力实现医保体系智能化

智能化是现代人类文明发展的趋势，也是新时代医保工作的趋势。江西要建立和完善医保智能监控系统，加强大数据应用，加快建立省级智能监控系统，实现基金监管从人工抽单审核向大数据全方位、全流程、全环节智能监控转变。

（1）建设移动式执法终端。在全国率先实现在线数字化监管模式向移动式执法终端模式的跨越。

（2）建立监管风向标。通过费用趋势监控，将单纯行为监管升级为行为和趋势并重的实时监管模式。

（3）建立违规指数系统。将违规行为按性质轻重分别打分赋值，并转化为违规指数实时呈现。要建设医学知识库和药品分类编码数据库，对药品用法用量、对症治疗、配伍禁忌等情况进行实时监测和分析。

（4）建立关键指标监控主题库。总结常见违规行为特殊属性，探寻特点和内在规律得出关键性指标，汇总建立相关监控主题库。

（5）建立单位监控体系。按照参保单位登记属性，以不同情况划分，结合就医诊疗发生地，将门特登记、就医人群、发生费用等同比环比变化与相关单位关联。精确锁定敛存、空刷社保卡等有组织的违规行为，并对其进行重点打击。

（6）研发并应用医保大数据反欺诈平台。通过与高校和相关企业合作，研发以频繁就医、住院时间重叠、滞留住院和虚假医疗服务为主的医保大数据反欺诈平台，进一步提高稽核任务的精准度。

5. 着力实现医保水平专业化

医疗保险是一项专业性、技术性非常强的工作，医保人员自身能力建设必不可少，人才是一切工作的基础。实现医保治理专业化，关键在于人才，既要在人才招聘、业务培训和晋升通道上下功夫，并配套其他激励机制，也要充分发挥专业行业协会、高校、科研团队等专家力量，提高专业的治理水平和能力。

（1）实现医保治理专业化，医保部门要加强业务知识学习，要认真学习医疗保障基础理论和业务知识，熟练掌握和运用医疗保障的基本政策、基本技能和基本要求，及时了解和掌握国外医疗保障理论和实践发展的最新成果，开阔眼界，拓展思路，努力做到业务精通、本领过硬、能力超群。

（2）实现医保治理专业化，医保部门要学会借助专家力量，围绕临床、病案、收费、医保、统计、分级诊疗等方面的需要，打造一支本地化的管理专家组、首席专家组、编码专家组，进而为现行医保政策、医药服务、医药价格和招标采购、信息化建设、基金监管、稽查执法、评估鉴定等方面提供方向性、专业性、综合性的咨询指导和决策支撑。

二、主要任务

医保支付方式改革是世界公认的难题，是医改的"牛鼻子"，是保障参保人权益、调节医疗服务行为、引导医疗资源配置的重要杠杆。以医保支付方式改革推动定点医疗机构精细化管理是一项系统性工程，要以构建管用高效的医保支付方式为核心，处理好定点医疗机构的各项管理，着力完成以下改革任务。本书将任务分为当下应该着重建设的任务及未来长期应该完成的任务。

（一）当前重点建设的主要任务

1. 加快建立全省统一的信息管理系统

全省积极推进"互联网+医保"服务，推广应用医保电子凭证，建立全省统一的医保信息系统，加快推进服务事项网上办理，就医购药扫码即可，刷脸就行，让数据多跑路、群众少跑腿。

（1）建立常态化通报机制。根据医保电子凭证推广进度，省医保局对各地市推广应用情况实行每月通报。并将医保电子凭证支持工作纳入年度的医保签约协议，要求定点医疗机构在一定期限内完成改造。

（2）完善应用场景强化服务。各定点医疗机构 HIS 系统按医保局提供的接口规范进行相关改造，并配备扫码设备即可支持医保电子凭证在院内的结算使用。同时全面推进全省医保信息系统实现脱离社保卡的电子凭证医保独立结算功能建设。

（3）深入基层强化宣传。通过线上线下相结合的方式，全覆盖、多频次开展宣传推广，主动对接各市教育部门、学校，共同推广医保电子凭证应用，推动医保电子凭证激活进校园、进乡村，提高"医保电子凭证"的知晓率和使用率。

2. 加快建立网络数据安全保护体系

医疗保障信息化是医疗保障事业高质量发展的基础，是医保治理体系和治理能力现代化的重要支撑。无论是 DIP 支付还是 DRG 支付，对信息技术和临床医学理论均有很高的要求，这为以第三方技术服务机构为代表的社会力量参与医保管理提供了机遇，有利于推进医保治理实现标准化、社会化、市场化、智能化。但将海量的医疗服务数据委托给第三方技术服务机构处理会存在巨大的数据安全隐患，尤其是在第三方技术服务机构数据安全意识普遍缺乏、数据安全维护能力普遍不足和市场利益诱导普遍存在的背景下，迫切需要通过出台相关法律规定处理好医保局与第三方技术服务机构之间的关系，确保数据安全。

（1）加强网络安全管理。应使各级医保部门成为本级网络安全的责任主体，各级医保部门主要负责人成为第一责任人，落实网络安全主体责任。医保部门要强化日常工作中网络安全"红线"意识和底线思维，建立多环节、多层次、全方位的网络安全监督管理机制。切实落实关键信息基础设施重点保护要求，加强关键信息基础设施网络安全监测预警体系建设，提升关键信息基础设施应急响应和恢复能力。建立并完善入侵检测与防御、防病毒、防拒绝服务攻击、防信息泄露、异常流量监测、网页防篡改、域名安全、漏洞扫描、集中账号管理、数据加密、安全审计等网络安全防护技术手段。加强网络安全和数据保护信息的汇集、研判，建立健全网络安全和数据保护信息共享与通报机制，健全完善上下协同的通报预警机制。健全大规模拒绝服务攻击、高级可持续性威胁攻击、大规模公民个人信息泄露等突发网络安全事件的应急协同配合机制，加强应急预案演练，定期评估和修订应急预案，提高科学性、实用性、可操作性。

（2）加强数据安全保护。依法依规对数据的产生、传输、存储、使用、共享、销毁等实行全生命周期安全管理，提高数据安全防护能力和个人隐私保护力度。省医保部门应落实分级分类规则标准，参照《国家医疗保障局数据安全管理办法》制定适合江西的数据安全管理办法。制定重要数据保护目录，对列入目录的数据进行重点保护，涉及国家秘密、工作秘密的数据应严格保密，不予共享及公开。严格执行数据处理和使用审批流程，按照"知所必须，最小授权"的原则划分数据访问权限，实施脱敏、日志记录等控制措施，防范数据丢失、泄露、未授权访问等安全风险。明确各级权限，分离信息系统运维权限和经办业务角色，对不同角色设置不同权限。对于敏感数据需要落地到外部的业务场景，应做好脱敏处理，制定统一数据出口和统一销毁要求，建立严格的审批流程和数据交付流程。定期评估安全系统软硬件运行状况、制度执行情况、数据复制情况、告警或故障设备的数据保护状况、权限的审批收回情况、密码强度、外包服务中的数据保护管理情况、研发测试环境数据保护情况，对发现的问题及时进行整改。

3. 加快提高病案首页质量

（1）强化医务人员的责任心及质量意识。通过岗前培训及下发有关填写规范，使医师认识到病案首页缺陷对医院统计数据、支付方式改革的影响，从而在填写病案首页时更加仔细、认真、全面，以降低病案首页填写差错率。

（2）健全和强化反馈和交流机制。通过反馈和交流，将病案首页填写常见问题及时传达给临床医师，减少缺陷的发生，提高病案数据质量。同样，在病案人员对编码过程中涉及的临床知识把握不准时，必须与主管医师沟通，疑难问题请教上级医师。得到答案后，对相关临床知识做详细记录并及时组织所有编码员学习，既可以弥补自身的临床知识的不足，又可以提高效率。

（3）完善和提高计算机系统的监控力度。在病案数据要求越来越严格的情况下，计算机病案首页监控系统，需要不断完善和提高，对医师在病案首页填写过程中出现的错误可以设计适时提示，避免漏填或逻辑错误等。

（4）加强职能监督和质控作用。利用每月例会或医疗查房讲评病案首页质量，严格奖惩制度，充分调动临床医务人员的自觉性和积极性。同时，从录入和核查两个环节入手，随时对数据质量进行监控，核查数据的合理性及录入问题。

4. 加快开展人员培训工作

（1）学习省内外先进经验，开展基层专项培训。全省学习广州、无锡、三明、南昌等支付方式改革良好地区的先进经验，邀请各地专家教授在各地市召开支付方式改革座谈交流会并且在各大医疗机构、医学院开展专题培训，对特定人员进行专项培训，例如上传病案首页，需要及时、完整地上传需要的信息。对编码人员专门开展编码理论课程和上机实操课，加强编码人员专业技能。

（2）开展宣传宣讲，营造良好改革环境。在各地市召开支付方式改革动员部署培训视频大会、区域点数总额预算和按病种分值付费启动会暨工作培训等会议，开展线上线下培训，加强对改革工作的宣传，确保涉及医保支付方式改革的有关机构、组织、人员等充分理解支付方式改革的目的，提高相关人员的积极性，为工作营造良好的舆论氛围。

（3）组建相关专家团队，开启系统建设工作。各地市加快建设与支付方式改革有关的信息管理系统相关运营维护团队，全面开展信息系统建设工作，充分发挥专家学者在医保支付方式改革中的技术指导工作，同时细化本地专家组，根据不同的职责分为管理专家组、首席专家组、编码专家组及临床专家组。

5. 加快医保支付方式改革中加入中医元素

（1）充分考虑中医药的特殊性，完善支付方式改革方案。要从传统医学辨证施治的角度，完善中医诊断编码库，对中医药分组编码进行转换。增加诊疗措施及相应的费用标准，促进 DRG 和 DIP 在中医医疗领域的推广与发展。

（2）积极探索按中医病种付费。为了进一步凸显中医的优势地位，发挥中医特色病种的优势，应将开展中医医疗服务项目及中医特色治疗的医疗机构纳入政策补偿范围。探究适宜付费的中医病种，遴选原则包括中医特色优势明显，临床路径清晰，治疗费用低廉，疗效与西医疗效相近。同时，充分考虑临床专家和医疗机构的意见，由医疗机构提供待选的中医优势病种。针对中医优势病种，制定特殊的定价机制和支付政策，可比照西医同病种支付标准，确定合理的支付价格。

（3）完善中医特色 DRG 和 DIP 病案信息管理。近年来，国家卫生健康委、国家中医药管理局明确要求医疗机构在病案书写中统一使用 ICD-9、ICD-10 编码及《中医病症分类与代码》，推进了中医医疗服务规范化和标准化。如何做好 DRG 基础分组信息和中医病证分类与代码信息的有效互联互通，是建立中医特色 DRG 分组首要考虑的问题。中医特色的方案应包含适合中医治疗患者的疾病分类编码、诊疗操作编码以及规范化采集病案数据。此外，需要探究分组方案调整、病组成本测算、支付政策制定、中医临床路径完善等，多部门联动，建立江西真正具有中医特色的医保支付方式。

（4）可以从支持中医药发展的角度，以患者治疗需求实际为依据，对中医医院开展的中医诊疗项目不纳入 DRG 和 DIP 点数付费，采用按项目付费或者按床日付费的方式。

6. 加快精神类疾病住院按床日收付费改革

通过开展精神类疾病住院按床日收付费的支付方式改革，建立医疗机构费用自我控制和风险分担机制，按照定额控制、共同分担的原则，对精神类疾病住院实行费用分段、定额收付费管理，促进医院控制成本，减轻精神类疾病患者的就医负担，推动医院健康良性发展，促进基本医疗保障制度可持续发展。

（1）对精神类疾病分类。依据临床治疗需要与评估，将精神类疾病分为两类：第一类，分裂症和情感类（含精神分裂症、双相情感障碍、抑郁症、躁狂症）；第二类，其他精神类疾病（如广泛性焦虑障碍、癫痫所致精神障碍、癔症、严重精神发育迟滞等）。

（2）收费标准。参保患者在医疗机构发生的按床日定额收费管理的费用，不设起付线，由统筹基金和个人按比例分担。参保患者住院按床日医疗费用超过"床日定额标准"的部分由医疗机构承担，参保患者住院床日医疗费用低于"床日定额标准"的按定额标准结算，结余部分作为医疗机构医务性收入。

（二）未来长期重点建设的主要任务

1. 着力加强基本医疗保险基金收支预算管理

基本医疗保险制度是国家和社会的基础性职能，维护医保基金收支平衡，确保基金保障的稳定可持续是医保管理的安全底线。因此，加强基本医疗保险基金收支预算管理是深化医保支付方式改革的基础和前提。

（1）强化预算管理基础作用。严格按照"以收定支、收支平衡、略有结余"的原则编制收支预算。根据缴费基数（或缴费标准）、缴费率、参保人数等因素，全面、准确、完整编制基本医疗保险基金收入预算。完善基金支出预算编制方法，综合考虑前三年度支出规模、本地医疗费用水平、医疗费用控制目标、参保人员年龄结构、享受待遇人数、待遇政策调整等因素编制年度支出预算。建立风险调剂金，防范由人口结构变化、政策重大调整等因素导致的基金支出风险。

（2）完善待遇支付政策。基本医疗保险待遇标准要与筹资水平及本市经济发展水平相适应。提高基本医疗保障水平不应超过基本医疗保险基金承受能力。人社、财政、卫计部门要开展基本医疗保险基金中长期精算，根据精算结果，及时完善本地区基本医疗保险实施办法，确保基金精算平衡。

（3）完善医疗保险基金总额控制制度。完善与预算管理相适应的总额控制制度，将基金支出全部纳入总额控制范围。结合医疗机构类别、医疗费用构成特点，细化总额分配指标，确保总额分配公平合理。将总额指标分配到每一种付费方式、每一个定点医疗机构、每一个结算周期。完善与总额控制相适应的考核评价体系和动态调整机制，健全医疗保险经办机构与医疗机构之间的协商机制。建立与支付方式相适应的预算总额管理方式，逐步使用统筹区域医疗保险基金总额控制代替具体医疗机构总额控制，促进医疗机构之间分工协作、有序竞争和资源合理配置。

2. 着力构建多元复合式医保支付体系

构建以按病种付费为主的，适应不同疾病、不同服务特点的多元复合式医保支付方式体系是江西当前深化医保支付方式改革的核心任务，应针对不同医疗服务特点，结合各地具体情况，推进医保支付方式分类改革。

（1）大力推行按病种分值付费。原则上对诊疗方案和出入院标准比较明确、诊疗技术比较成熟的疾病实行按病种付费。逐步将日间手术及符合开展条件的医疗机构纳入医保基金病种付费范围。按病种收付费的费用，应包括诊疗过程所涉及的诊查、护理、床位、检查检验、手术、药品等全部费用。参保人住院手术前在同一医疗机构的门诊必需检查费用可纳入当次按病种付费结算范围。合理确定病种收费、付费标准，并由医保基金和个人共同分担。采用按病种分值付费的地区确定医保基金总额控制指标后，将病种的费用以分值体现，年底根据各医疗机构所提供医疗服务的总分值及地区医保支出预算指标，得出每个分值的实际价值，按照各医疗机构实际分值付费，促进医疗机构合理控费、有序竞争和资源合理配置。鼓励上饶市等地市继续开展按疾病诊断相关分组付费试点工作，按疾病病情严重程度、治疗方法复杂程度和实际资源消耗水平等情况，科学制定疾病诊断分组，合理确定付费标准。贯彻落实全国统一的医疗服务项目技术规范，逐步统一疾病分类编码（ICD—10）、手术与操作编码系统，明确病历及病案首页书写规范，落实符合基本医疗需求的行业技术规范，为有序推行按病种付费打下良好基础。

（2）稳步实施按疾病诊断相关分组付费。以上饶国家 DRG 试点为重点，充分发挥医保支付方式对医疗服务行为的引导作用，实现在医疗保险基金使用 DRG 支付，建立定点医疗机构自我约束机制和风险责任意识，有效控制医疗费用不合理增长，显著提高基金购买服务的效率，确保医保基金的可持续、健康发展。根据国家最新标准，制定病案首页相关信息的数据质量标准，包括诊断及编码、手术名称及编码、主要治疗方式等。基于国家 A-DRG 分组标准，根据各医疗机构的类别、级别、专科特色以及就诊人群等特点对分组器进行本地化调整，建立江西版本的 DRG 分组平台，并在试点医院开展模拟运行。运用本地付费标准体系对不同类别、级别、专科特色的医疗机构上传的数据进行分析、测算，测算指标包括各诊断相关组的权重、医疗机构费率、就诊人次、费用结构、平均住院日、中低风险组院内死亡率等。开展利用 DRG 支付方案对全部试点医院试行医保付费，与现行结算办法并行比较，以确定分组、权重、费率、绩效等的合理性和科学性，并与当年基金收支进行校对性分析。将 DRG 应用到医院评价，促进医院管理现代化、科学化、精细化，提高医院管理水平。以统一疾病主要诊断、次要诊断及编码、手术及操作名称及编码的命名标准为出发点，逐步建立满足病案首页规范化、临床路径管理、财务管理、药房管理、医疗保障结算、医学远程教育和会诊等功能的医院管理信息系统。

（3）加快完善按人头付费、按床日付费等支付方式。完善医保目录动态调整机制，健全医保目录动态调整机制，推动医保准入谈判制度更加成熟，持续优化医保目录，逐步实现全国医保用药范围基本统一。支持分级诊疗模式和家庭医生签约服务制度建设，将符合规定的家庭医生签约服务费纳入医保支付范围，依托基层医疗卫生机构推行门诊统筹按人头付费。探索将签约居民的门诊基金按人头支付给基层医疗卫生机构或家庭医生团队。各地级市及以上部门要明确按人头付费的基本医疗服务范围，保障医保目录内药品、基本医疗服务费用和一般诊疗费的支付。开展糖尿病、高血压、慢性肾功能衰竭等特殊慢性病门诊治疗按人头付费，鼓励基层医疗卫生机构做好健康管理。对于精神病、安宁疗护、医疗康复等需要长期住院治疗且日均费用较稳定的疾病，采取按床日付费，同时加强对平均住院天数、日均费用及治疗效果的考核评估。

（4）探索实施适合医联体发展的支付方式。在全省城市地区和有条件的县域建立医保"总额预付、结余留用、合理超支分担"的激励约束机制，推动优质资源下沉到基层，提高定点医疗机构加强管理、控制成本、提高质量的积极性和主动性，促进从以治病为中心向以人民健康为中心转变。在其他医联体内转诊住院的患者，可连续计算起付线，不降低相应级别医疗机构医保政策规定住院医疗费用报销比例。全面推开同级医疗机构、医联体内的医学检验、医学影像检查结果互认，并实现检验检查资源共享。创新医保协议管理，及时将符合条件的医药机构纳入协议管理范围，支持"互联网+医疗"等新服务模式发展，建立健全跨区域就医协议管理机制，注重加强对定点机构履行协议的监督考核。

（5）推行借鉴三明"打包付费"医保支付方式。积极推进以医保基金为纽带的紧密型县域医共体建设，开展医共体打包支付。按照"以收定支、收支平衡、略有结余"的原则，将结余留用的医保资金纳入医疗服务性收入，形成内部统一的利益导向，推动医疗资源下沉。同时，加快完善县域紧密型医共体医保基金打包政策，明确结余留用、合理超支分担具体办法，统筹医保基金与公共卫生资金使用，探索形成医保支付与医防融合协同机制。

3. 着力加强电子病案质量控制

电子病历是医院信息化建设的核心环节，更是医院管理的重要信息来源，对于推进医院管理走向科学化、规范化、专业化、精细化具有重要的意义。因此，应加强信息化系统建设，不断完善电子病案首页质控体系，制定行之有效的审核机制，实现对电子病案首页数据的规范化、科学化管理，筑牢精细化管理根基。

（1）完善病案管理信息化平台建设。病案管理信息化平台是医院管理病案数字化成果和电子病案的重要平台。完善病案管理信息化平台建设，使之能够充分汇集病案信息，形成病案大数据，为医院推进临床诊疗、科研等工作提供数据支持。

1）打造电子病案的区域质控平台。要加强对各级卫生健康行政部门和病案质控中心的指导，积极搭建区域质控平台，采用信息化手段加强相关信息收集、分析和反馈，强化结果运用，指导医疗机构持续改进医疗质量。医院要抓住电子病历评审、互联互通测评等信息系统改造的机会，加强病历质控，提升病历质量。

2）加快实现病案数据互联共享。完善的病案管理信息化平台应当包括住院系统、医嘱系统、手麻系统（手术麻醉信息管理系统）、PACS（影像归档和通信系统）、医院 HIS 系统（医院管理信息系统）、检验科 LIS 系统（实验室信息系统）、病理诊断系统、处方系统等，各系统产生的大量数据由电子病案系统进行采集并归档，形成完整的电子病案。因此，平台应当开通相应接口，与 HIS 系统、住院系统等无缝对接，使电子病案系统能及时采集、接收完整数据信息。

（2）加强病案首页质量控制体系建设。病案首页集结了病案中最为重要的医疗信息，包括患者的基本信息、诊疗信息、住院信息、费用信息等。做好首页信息形成的质量管理，需要病案编码员、临床医生、护士、质控员、住院处工作人员等通力合作。

1）建立全流程管控体系。医保部门和卫健委携手加强指导，引导定点医疗机构紧盯全国三级公立中医院绩效考核指标，对标对表找不足、补短板，建立医师自控、科室管控、质控办质控、统计中心逻辑再校验的"3+1"病案首页管理模式，形成全流程管控体系，使管理模式从粗放式向精细化转变，实现病案首页数据上报工作的规范化、科学化。

2）保障病案数据完整性。以信息化手段作为技术支撑，逐步开发完善电子病历、病案示踪等系统功能。特别是针对病案首页填写存在的项目填写不规范、漏填、错填等问题，依据国家下发的《住院病案首页数据填写质量规范》和《住院首页数据质量管理与控制指标的通知》等相关文件，将必填项利用计算机智能化管理，精准设置逻辑校验规则，从数据源头采集相关数据，对病案质量形成源头管控。要利用先进的质控管理工具，通过应用AI病历内涵质控、AI病案首页质控，建立智能化内涵质控规则引擎，实现在医生端、环节质控及终末质控对病历的自动监控、提醒及反馈，并通过可视化列表辅助完成质控管理，形成病历质量监管闭环。另外，院级终末病历质检员还要对全部出院病历及首页进行二次人工精细化质控，进一步弥补病案管理系统首页内容少填、多填等不规范的缺陷，确保首页基本信息填写的完整性和准确性。

3）打造高素质病案管理团队。让定点医疗机构牢固树立"人才立院、质量兴院、管理强院"的发展战略，加大高素质病案管理人员的培养力度，提升现有院级病历质检员的学历水平和编码员的业务水平。通过参加国家、省、市各层级相关培训，不断更新知识体系，打造一支懂主诊选择、会疾病编码、有病历质控能力的高素质、高层次的病案管理团队。

4）加强临床医师规范化培训。针对临床医生对病案首页重视程度不够的情况，可开展各种宣传活动及采取相应的奖惩机制，务必使医生在思想认识上彻底改变原来轻视病案首页的想法，树立对病案首页正确填写的责任感，保证病案首页内容的准确性、客观性是各级医务工作者的责任和义务。加强临床医师培训，以落实国家重要政策指标为抓手，依据《住院病案首页数据填写质量规范》、国家《病历管理质量控制指标》及医保支付方式改革等相关内容，从主诊选择、疾病编码、手术及操作等入手，采取全院集中、专科分散等形式，有针对性地开展培训，提升相关指标数据提取的有效性和准确性。

4. 着力做好医疗服务新业态的医保支付准入

"互联网+诊疗服务"、第三方医学检验中心、互联网医院等医疗服务新业态的医保支付准入对优化资源配置，创新服务模式，提高服务效率，降低服务成本，更好地满足人民群众日益增长的医疗卫生健康需求具有重要意义。推动医疗服务新业态高质量发展是医保实现精细化管理的一项重要任务。

（1）做好医疗服务新业态发展现状的调查研究。目前，国家层面还没有出台统一的政策来指导新型医疗机构的医保准入工作，多以地方探索为主。从国家医保政策的角度，医保准入没有政策障碍，医保部门总体态度是支持的。但在地方实际操作层面，新型医疗服务的医保准入可能会面临很多实际问题，江西应做好调查研究工作，提前谋划布局，探索适合江西实际的建设发展模式，为后续工作开展做好准备。

（2）完善"互联网+诊疗服务"的医保支付政策。按照线上线下服务同步协同发展的思路，将符合条件的"互联网+诊疗服务"及时申报立项，根据医疗机构性质分类定价，合理确定医保支付标准。按照规定程序，将符合条件的"互联网+诊疗服务"及时纳入医保基金支出。

（3）完善第三方医学检验中心的医保支付政策。将基层医疗机构委托开展的第三方医学检验项目、第三方医学影像服务、第三方病理检测服务纳入医保基金支付，合理确定医保支付标准。根据基层医疗机构诊疗实际，对项目实施动态调整。

（4）完善互联网医院的支付政策。线下实体医院已被纳入医保协议管理，线上互联网医院经市医保经办机构备案后，被纳入医保协议管理。互联网医院与线下实体医院医保总额打包使用，根据医疗服务供给能力合理确定医保总控额度。互联网医院开展与线下实体医院相同的医疗服务项目，实施与线下实体医院一致的医保支付政策。

5. 着力健全医保基金监管机制

着力健全医保基金监管机制，加强基本医保基金监管，控制医疗费用不合理增长，减轻个人负担，对确保基本医疗保险制度和基金可持续运行至关重要。

（1）健全预算协商机制。健全地区人力资源社会保障、卫生计生、财政等相关部门及医保局与定点医疗机构之间的谈判协商机制，促进医疗机构集体协商，并引导总额控制指标向基层医疗卫生机构、儿童医疗机构等适当倾斜，协商过程按规定向有关部门和社会公开。

（2）应用点数法完善医保基金总额控制。在医保预算执行中，积极探索将点数法与医保总额控制付费管理以及按病种付费相结合，逐步使用区域（或一定范围内）医保基金总额控制代替具体医疗机构总额控制。对各区县内纵向合作的医疗联合体实行医保基金总额控制，引导参保人员优先到基层首诊，对符合规定的转诊住院患者可以连续计算起付线，将符合规定的家庭医生签约服务费纳入医保支付范围，发挥家庭医生在医保控费方面的"守门人"作用。

（3）完善与总额控制相适应的考核评价体系和动态调整机制。根据各级各类医疗机构的功能定位和服务特点，分类完善科学合理的考核评价体系，将考核结果与医保基金支付挂钩。中医医疗机构考核指标应包括中医药服务提供比例。医保支付方式改革要在医保经办机构与医疗机构之间充分协商的基础上，进一步提高支付制度相关指标体系制定的科学性、合理性，探索合理留用的激励约束机制。对超总额控制指标的医疗机构合理增加的工作量，根据医保基金预算执行情况和监管考核情况，按合理超支分担的原则，根据协议约定给予补偿。进一步完善医保服务协议管理，将监管考核重点从医疗费用控制转向医疗费用和医疗质量双控制，避免医疗机构为控制成本推诿病人、减少必要服务或降低服务质量。积极探索将医保监管延伸到医务人员医疗服务行为的有效方式，探索将监管考核结果向社会公布。

（4）加快构建医保智能监管机制。要进一步完善医疗保险信息系统，全面推开医保智能监控工作，实现医保费用结算从部分审核向全面审核转变，从事后纠正向事前提示、事中监督转变，从单纯管制向监督、管理、服务相结合转变。重点对药品、高值医用耗材使用情况及大型医用设备检查等医疗行为进行跟踪监测评估，及时发现违规行为。不断完善医保信息系统，确保信息安全。

6. 着力加强定点医疗机构协议管理

加强定点医疗机构协议管理对提高医疗保障基金使用效率具有重要意义。因此，应紧紧围绕协议管理准入、履约、退出三道关口，积极探索定点医疗机构协议精细化管理机制，处理好医保局与定点医疗机构之间的关系。

（1）设置评估申请"绿灯"，畅通"入口关"。按照"简化程序、宽进严管、方便办理"的工作思路，全面取消定点医疗机构资格行政审查，通过健全管理制度、优化经办规程、量化管理指标、实施多方评估等方式，快速实现定点医疗机构的资格审查向协议管理无缝对接。

（2）设置协议服务"黄灯"，强化"履约关"。扎实推进医保基金监管案例分析会议，合力谋划基金监管共建共治共享新格局。纵向层面，深入推进省、市、县三级医保监管联动，实行监管双向委托、处理结果互认和同步执行通过升级整改医保智能监管系统、医保智能审核系统，推进药品进销存管理、第三方专项审计、第三方专家评审等具有成都特色的监管方法，不断提升监管能力，努力保持监管优势。

（3）设置违规处理"红灯"，严把"出口关"。采取定性定量划分违约行为、分级分型制定违约责任，规范协议处理程序、控制自由裁量权，有效防范管理风险。建立医保医师基础信息库，制定医保医师服务准则，加强对医保医师医疗服务行为的监管，对医保医师违规行为实行医疗保险记分管理。

7. 着力加强"三医联动"

医药、医保、医疗管理体系同步联动改革是深化医保支付方式改革的关键。当前，医药、医保、医疗管理分属于不同的部门，因此，应着力处理好医保局和卫健委之间的关系，着力处理好医保局与人社部、财政部、药监局、审计署、公安局等部门的关系，加强"三医联动"，为江西深化医保支付方式改革提供重要支撑。

（1）协同深化医药改革。医保部门应与药监、财政、审计、公安等协同推进医药改革，主要措施包括药品零差率销售、对重点辅助性营养性药品实施监控、药品耗材联合限价采购、药品"一品两规"、药品耗材实行"两票制"采购、药品采购院长负责制、药品智慧监管、医保基金审计、跨部门协同联动执法等。

（2）协同深化医保改革。医保部门应加强与药监、公安、卫健等部门的协调，持续加大在基金市级统筹、医保在线监控、动态调整医疗服务价格、支付方式等方面的改革力度。积极探索医保打包支付，将医保基金总额包干给医共体，推动内部重视疾病预防和管理，向以健康为中心转变。积极推行医保便民惠民，在二级以上公立医院设医保服务站、在千人以上行政村设村卫生所并开通医保报销端口，实现医保报销一站式服务。

（3）协同深化医疗改革。医保部门应协助卫健委深化医疗改革，主要措施包括公立医院工资总额控制制度、实行院长聘任制、党委书记和院长目标年薪制、总会计师年薪制、全员目标年薪制年薪计算工分制、组建总医院（医联体）、建立现代医院管理制度等。

8.着力健全医疗服务市场机制和提升服务质量

医保支付方式改革将进一步强化定点医疗机构之间的竞争性，同时也可能进一步放大定点医疗机构的道德风险。因此，处理好定点医疗机构之间及其与患者之间的关系是江西深化医保支付方式改革的重要任务。

（1）着力处理好定点医疗机构之间以及定点医疗机构内部各

科室之间的关系。无论是 DIP 支付还是 DRG 支付，随着医保支付方式改革的深入推进，临床路径将成为适应 DRG 与 DIP 支付改革的有效手段，医院必然从被动执行临床路径，变成主动推动临床路径。这将彻底改变定点医疗机构之间以及定点医疗机构内部各科室之间临床医疗行为不可量化比较的现状，推动医疗服务标准化、合理化、市场化、透明化。这也会促使定点医疗机构在相互竞争中确立优势学科和科室，进而在差异化竞争中提升医疗服务水平和质量。因此，在深化医保支付方式改革中，要着力处理好定点医疗机构之间以及定点医疗机构内部各科室之间的关系，引导定点医疗机构之间有序竞争，构建公立医院高质量发展新体系。

（2）着力处理好定点医疗机构与参保患者之间的关系。医保支付方式改革将改变医院的运营模式和医生的诊疗行为，医院会更加注重临床路径和成本精细化控制，减少不必要的医疗行为，遏制过度医疗，减轻患者负担。但也可能会出现医院推诿重患、服务不充分等问题，进一步激化医患矛盾。因此，深化医保支付方式改革要着力处理好医院与参保患者之间的关系。

9. 着力加强医保人才队伍建设

应做好人才队伍建设，为江西深化医保支付方式改革提供有力支撑，确保江西试点改革相关任务如期高质量完成。

（1）通过常态化培训持续提升现有人才队伍素质。省医保局应针对支付方式改革开展常态化培训，邀请国家知名专家学者，围绕医保支付方式改革政策与发展、多元复合支付方式改革分类、DRG 和 DIP 支付医保结算清单、病案首页填写、编码、技术要领和精细化管理、运用与实践、数据质量控制与监管评价等内容对各定点医疗机构医保办、病案室、信息科等相关工作人员进行常态化培训。

（2）指导各地市加快组建本地化的专家库。指导各地市医保部门与卫健委共同组建并统筹管理本地化的专家库，组建由临床医学专家、医保管理专家、医疗管理专家、病案及编码专家组成的专家库，充分发挥本地专家优势，为医保支付方式改革工作提供有力的人才保障。专家主要为医保支付方式改革提供专业技术服务，包括论证相关分组、测算结果，参加医疗机构反馈分组有争议的特殊病例的协商，参加医疗新技术、新项目的论证等内容。

（3）加强医保复合型人才培育。随着医保支付方式改革的逐步深化，医保管理人员既要有与医疗信息化相关的技术专业储备，又要了解医院的发展和医务工作的流程，并熟知国家关于医疗健康发展的政策、规范、要求。因此，医保部门应从顶层设计、业务实践等层面对医保复合型人才培育予以重视。

第六章

以支付方式改革推动江西定点医疗
机构精细化管理的政策建议

一、以支付方式改革为动力，
建立联动工作新机制

医保支付具有调控引导医疗费用、购买谈判医疗服务和产品的作用，但并不意味着仅依靠医保支付方式改革的力量就能实现定点医疗机构的精细化管理。推动定点医疗机构的精细化管理，需要以支付方式改革为动力，建立多部门联动工作新机制。

（一）针对职责范围内的改革任务，实行主动式联动

例如，医保部门负责的全民参保计划，尤其是灵活就业人员、新业态就业创业人员、困难居民的参保问题、支付方式改革问题。卫健委部门负责的卫生资源合理布局、强基层、公立医院

实现管办分开的体制问题。做好各自分内的改革工作本身就是对医改大局最有力的支持。当前医疗卫生体制改革相对滞后，所以有关主管部门更应该主动推进改革。

（二）针对重点改革任务，实行集中式联动

医保支付方式改革等医改系统改革会涉及多个部门。例如，公立医院在取消以药养医政策后如何建立一套新的运行机制，使公立医院从重外延创收向重成本质量转型，涉及医保、卫健、发展改革委、财政、人保等诸多部门。这就需要政府集中行政资源、集中一段时间，各部门按分工密集地研究出台一批政策措施，使之形成合力和冲力，击破旧的体制机制，形成新的体制机制。

（三）针对关联度密切的改革措施，实行牵引式联动

有些改革措施的实施对突破重点、难点任务有至关重要的作用，也是其他改革措施产生效果的前提和基础。例如，没有建立与医生职业匹配的人事薪酬制度，医生的积极性很难调动，消极情绪很难改变，以药养医很难取消，即使药占比下降了，耗材占比和检查占比也会上升，这会对医保支付方式改革产生负面影响。对此，有关部门应率先拿出方案，出台政策，发挥牵引作用，带动其他改革向纵深推进。只有建立了体现医生服务价值的人事薪酬制度，有了激励约束的抓手，建立严格的考核和监管等现代制度，有了制度实施的基础，医保医师制度和诚信体系等才能充分发挥作用。

（四）针对方向一致的改革措施，实行助推式联动

医保支付方式改革虽由一些部门主导，但大家受益，符合由

各部门主导的相关改革方向。例如，由医保部门主导的医保支付方式改革对推动医疗卫生机构高质量发展至关重要，这与卫健委主导的医疗体系改革目标是一致的。而由卫健委主导的家庭签约医生、分级诊疗、社区首诊制度与建立可持续医保制度的改革方向是一致的。对此，医保部门和卫健委应相互支持，通过支付方式改革、完善支付标准、报销比例、结算流程便捷化等途径予以助推，形成合力，促进家庭医生覆盖面不断扩大，普遍实行社区首诊，尽快形成分级诊疗体系。

（五）加快建立健全协商谈判机制

应健全医保部门与医疗机构间公开平等的协商机制，建立医保支付评议组织制度，最大范围吸纳医疗卫生系统的意见和建议，不断完善被各方接受参与的医保支付制度，使支付体系更加科学精准。建立医保机构、医疗机构、发展改革委、物价、药企等多方参与的医保谈判平台，均衡参保人（患者）、医保、医疗和医药各方利益，实现"三医"共同发展的目标。谈判框架体系的建立要从谈判主体、谈判内容、谈判依据、谈判流程、谈判协议、评审机构等方面综合考虑。医保经办人员也需要学习谈判的专业化、职业化知识，提高谈判技巧。

（六）做实医保市级统筹实现垂直管理

支持各地加快建立医保市级统筹改革实施方案，将各县（市、区）所涉及的人财物全部纳入地级市医疗保障局和市医疗保障局基金管理中心进行统一管理，稳步实现市县医疗保障机构垂直管理，打破区域零散化、围栏式运转模式，为推动支付方式改革在江西各市平稳落地提供组织保障。

二、以医疗服务智慧化为引领，
加强智慧医疗系统建设

医疗信息系统建设是深化医保支付方式改革的前提，医保支付方式改革为医疗信息系统建设提供了新机遇。因此，要加强医疗信息系统建设，夯实江西定点医疗机构精细化管理的基础。

（一）创新建设完善智慧医院系统

总结医院信息化建设实践，建立医疗、服务、管理"三位一体"的智慧医院系统，进一步发挥信息技术在现代医院建设管理中的重要作用，不断提高医院治理现代化水平，形成线上线下一体化的现代医院服务与管理模式，为患者提供更高质量、更高效率、更加安全、更加体贴的医疗服务。

1. 以"智慧服务"建设为抓手，进一步提升患者就医体验

针对患者的实际就医需求，推动信息技术与医疗服务深度融合，为患者提供覆盖诊前、诊中、诊后的全流程、个性化、智能化服务。利用互联网技术不断优化医疗服务流程和服务模式，二级以上医院根据实际情况和患者需求，提供智能导医分诊、候诊提醒、诊间结算、移动支付、院内导航、检查检验结果推送、检查检验结果互认、门急诊病历自助打印和查询等线上服务，积极推进转诊服务、远程医疗、药品配送、患者管理等功能建设与应用，构建线上线下一体化服务，实现临床诊疗与患者服务的有机衔接。鼓励二级以上医院以《医院智慧服务分级评估标准体系

（试行）》为指导，构建患者智慧服务体系，开展医院智慧服务应用评价工作。推广面向患者端的医疗数据共享应用，不断提升医院智慧服务水平。推广手术机器人、手术导航定位等智能医疗设备研制与应用，推动疾病诊断、治疗、康复和照护等智能辅助系统应用，提高医疗服务效率。

2. 以"电子病历"为核心，进一步夯实智慧医疗的信息化基础

进一步推进以电子病历为核心的医院信息化建设，全面提升临床诊疗工作的智慧化程度。按照《电子病历系统功能应用水平分级评价方法及标准（试行）》要求，推进医院内部信息系统集成整合，推进医疗数据统一管理应用，加快临床诊疗无纸化进程。探索公共卫生与医疗服务的数据融合应用，推动医院电子病历系统和居民电子健康档案系统数据共享，促进居民健康信息从纸质化过渡到电子化记录。进一步完善医疗机构门急诊电子病历系统应用，提升临床诊疗规范化水平，发挥智能化临床诊疗决策支持功能，确保医疗数据安全有效应用，实现诊疗服务全流程闭环覆盖。

3. 以"智慧管理"建设为手段，进一步提升医院管理精细化水平

二级以上医院应当以问题和需求为导向，做好医院智慧管理系统建设架构设计，建立具备业务运行、绩效考核、财务管理、成本核算、后勤能耗、廉洁风险防控等医院运营管理平台。利用互联网、物联网等信息技术，实现医院内部信息系统的互联互通、实时监管。建立诊疗信息数据库，为医疗质量控制、医疗技术管理、诊疗行为规范、合理用药评估、服务流程优化、服务效率提升、医疗资源管理等提供大数据支持。鼓励医疗机构积极拓

展智慧管理创新应用，使用面向管理者的医院运营趋势智能化预测，切实为管理者提供客观的决策依据，提升医院现代化管理水平，逐步建成医疗、服务、管理一体化的智慧医院系统。

4. 以硬件基础设施建设为突破口，提升基层医疗机构智慧化水平

二级医疗机构和乡镇卫生院等基层医疗机构信息化建设滞后是阻碍江西深化医保支付方式改革的突出短板。应协调卫生健康等部门，加大乡镇卫生院信息化改造资金投放力度，在安排相关资金时加大信息化项目比重，帮助乡镇卫生院统一改造信息化系统，统一开展结算清单数据接口规范，做好接口改造工作，提高乡镇卫生院信息化程度，达到国家实时上传结算清单的要求。依托互联网提高基层医务人员的诊疗服务能力和效率，着力破解基层医疗卫生人力资源短缺、技术水平有限等"短板"。优化面向基层的远程医疗服务，加速优质医疗资源下沉。改变基层诊疗模式，推动基层医疗机构电子病历规范化。优化县域慢性病管理与服务，提升家庭医生签约服务质量和效率。

（二）加强卫生信息共享平台建设

卫生信息共享平台是推动医院实现精细化管理的重要保障。

1. 加强各类检测检验信息共享平台建设

远程医疗平台、远程影像中心、远程心电中心、区域信息集成平台是实现跨院区和跨区域患者信息互联互通及共享的基础。应依托信息化手段进一步加强远程医疗平台、影像辅助诊断云平台、区域信息集成平台、区域医疗中心、区域影像中心、区域检验中心等平台的建设。

2. 加强区域卫生平台建设

逐步完善电子健康档案、电子病历基础资源库，支撑全行业服务监管要求，为区域内人口健康数据的集中存储、医疗和公卫数据共享、医联体的业务协同，区域人口健康大数据的挖掘分析提供技术支撑。遵循国家已颁布的信息标准规范，建立并完善标准规范的应用机制，对信息系统进行标准符合性审查，强化标准应用监管，规范区域级卫生信息平台的建设。

3. 加强公共卫生系统建设

公共卫生系统建设的核心是卫生监督管理系统和疫情发布控制系统，应加快构建公共卫生事件的快速反应机制。

4. 加强"重点专科"信息平台建设

围绕重点专科建设信息化平台，院内院外两手抓已是专科发展的必然趋势。应在院内针对重点专科病人建设胸痛、卒中、急救急诊、老年病等重点专科平台、科研平台、诊疗知识数据库。此外，要以智慧化为支撑，走出医院专科的门，通过将区域内其他医院数据跟专科联盟系统做对接，汇总其他区域医院数据信息，进而服务于科研及学科建设发展。

（三）加强智慧医疗建设的宏观指导

智慧医疗是一项复杂的系统工程，建设仍处于尝试探索阶段，涉及多部门多环节，因而政府应加强宏观引导，促进其既好又快地发展。一是政府应加强明确有关健康隐私保护的相关规定，追究侵犯隐私的相应法律责任。二是鼓励社会机构与医疗卫生部门协同合作，形成多元筹资的合作联盟。三是探讨制定智慧医疗技术的相关法律法规，完善有关医疗信息以及新技术等标准规范，保护医疗服务提供者与消费者的合法权益。四是加强医疗信息人才培养，提高行业的薪酬保障。五是加强健康服务业的市场准入、市场监管等管理力度，规范产业的发展。

三、以精细化管理为抓手，提升定点医疗机构管理水平

随着支付方式改革的不断推进，定点医疗机构作为改革的排头兵，需要加快江西定点医疗机构的精细化管理进程，提升精细化管理水平。

（一）加快推进全面预算管理

全面预算管理是医疗机构战略量化分解的重要工具。现代医院管理制度明确提出公立医院必须建立并落实全面预算管理，提高资金资产使用效益。一是优化组织结构，成立医保办、病案科、医务办、信息科等多个部门组成的运营管理部门，每个临床科室单独设置 DRG 和 DIP 数据管理员，负责各病区医保相关工作，为科学制定预算提供保障。二是构建以病种为基础的全面预算预测模型。例如，上海十院在实行 DIP 支付改革后，通过对每个科室总量指数、指数单价测算精准构建全院医保预算模型。三是建立完善的预算监督反馈机制，做到事前有计划、事中有监控、事后有评价，构建全方位、全过程、全覆盖的预算管理模式。

（二）强化病种成本精细化管控

做好以医保支付制度为基础的成本核算。一是建设成本大数

据平台。做好成本核算系统与 HIS、工资薪酬、国有资产管理、电子病历、会计核算、物流等系统有效衔接，推进科室成本、医疗服务项目成本、病种成本、DRG 成本一体化核算，实现"业财融合"。二是借助作业成本法，通过信息化采集最小颗粒数据，建立核算模型，实现成本数据输出。做好作业成本法的划分及成本动因选择工作，制定相关操作指南建立反馈机制，以降低医疗投机行为，减少卫生资源浪费。三是通过提高临床医疗质量来加强病种成本控制。包括积极开展临床路径下的病种成本核算，通过临床路径将成本细化到每一个阶段、每一个项目；在药品耗材管控上，加强用药点评、公示、问责等实现合理用药，在耗材使用上，通过平台对耗材申领、入库、储存、消耗、存量进行全流程闭环管理，实现合理用耗。在诊疗模式上，通过大力开展日间手术、MDT 等优化诊疗技术和流程，降低病种成本。

（三）构建多维度绩效考核体系

在医疗机构内部，建立以 DRG 和 DIP 支付为导向的医生、医技、护理、行政等分序列绩效考核体系。例如，针对医师考核，可以从院科二级分配直接考核到医疗组。以各医疗组为单元，对其开展病种所使用床位及配套资源进行成本核算，包括依靠手麻系统获取其在手术室使用相关资源成本等，与各医疗组绩效相挂钩，引导各医疗组低成本消耗。在绩效指标制定中，建议将公立医院绩效考核指标纳入考核体系，如 CMI、RW、四级手术率、低风险死亡率等，保证与医保目标的一致性。另外，对于一些依靠人才成本为主的科室，建议采取多元化的支付方式，如中医科、康复科多以治疗性操作为主，虽有相应 ICD 手术操作编码，但在 DRG 分组时可能分到了内科组或者没有相应分组，建议对这些科室按项目收费以保证学科在综合医院可持续发展。未来医保更强调各医院功能定位与医保支付挂钩，如对三级公立医院 CMI 较低的病种，医保支付比例降低。建议三级公立医院以绩效为导向，逐步引导医务人员聚焦疑难重症疾病诊治。对就诊患者入院前经过 DRG 分组预判，将轻症患者分流到医联体内二级医院或社区医院就诊，一方面提高医务人员待遇，另一方面实现各级医疗机构资源有效利用。

（四）加强管理好药品耗材成本

随着医改的不断深化，医疗机构需积极改变运营管理理念，重视成本管理，这是因为药品、耗材在医疗成本中占了绝大部分，同比医疗机构成本管理效果很大程度上取决于药品、耗材的管理。药品、耗材和管理主要着力于以下四个方面：一是完善采购流程。对于新进药品、耗材必须通过药事管理委员会、设备管理委员会讨论通过，药品严格执行"一品两规制"，高值耗材严格执行线上采购制度，低值耗材实行比价采购制度。二是加强使用过程中的监管。由医疗机构医保办对运行病历进行抽查，发现不合理用药及时与临床医生进行沟通，并做好改进跟踪工作；对未改正的病历上交医务科、药剂科，由医务科组织临床药师对其用药进行点评，并严格执行点评考核制度。三是严格执行处方医嘱点评制度。每月由临床药师通过点评系统对门（急）诊处方、出院医嘱、1 类缺口抗生素使用等 15 大类进行点评。四是适时做好统计登录。每月信息科按抗生素类、活血化瘀类、辅助用药类三大类分类统计使用全额前十类的药品由医务科、药剂科对其使用进行点评，并对此部分药品严格执行限量采购及休克制度。

四、以提升服务质量为根本，构建医院精细化管理新模式

（一）聚焦服务质量提升，严守医院发展的生命线

DRG 和 DIP 支付方式的实施，对医院的内部管理提出了更高要求，但也加强了医院、专科、医师之间医疗服务的可比性，为医院找准自身定位和补齐服务质量的短板提供了科学依据。一是进一步完善医疗相关法律法规和医疗质量管理体系。严格依法执业，落实医疗质量管理规章制度，形成医疗质量管理的长效机制。实施分级诊疗过程中医疗质量连续化管理，重点提升基层医疗卫生机构医疗服务质量，落实患者安全管理的各项措施。围绕国家公立医院绩效考核和监测指标要求，制定医院考核指标，以院内考核为抓手，不断提升医疗服务质量。将医疗质量管理从医务处常规工作中"摘出"，进行专项管控，规避医务处"既当裁判员又当运动员"的通病。更新医疗质量管理和手术分级等相关机制，完善抗菌药物使用数据库，逐步实现内部流程和质控评价体系优化。二是通过预测 DRG 和 DIP 病例结构，建立临床规范。医院可以参照国家行业标准，结合自身临床特点，制定临床路径，实行路径运行过程监测及效果分析，建立临床规范。三是利用 DRG 和 DIP 预分组，优化诊疗方案。医院通过对病例预分组，根据不同完整程度的病历信息，动态预测病例 DRG 和 DIP 分组结果，通过费用、住院床日的标杆管理，规范病历书写，提高医

疗质量，确保医疗安全。四是根据 DRG 和 DIP 分组结果，总结
诊疗问题并调整目标。医院可根据 DRG 和 DIP 病组科室开展情
况判断专科优势，分析存在的不足，有针对性地持续改进，提升
学科能力。

（二）聚焦成本结构优化，打造成本精细化管理新体系

无论是 DRG 还是 DIP 支付，医院均可以利用其指标客观可
量化的特性，通过成本管理信息平台将其充分应用于医疗费用控
制，进而构建精细化的成本管理体系。一是做好事前的科室成本
预算管理。医院在事前应分析不同科室病组、病种结构及费用消
耗情况，确定卫生材料占比、药占比等控费标准，规范抗菌药物
使用，将成本管控关口前移。应依托大数据构建以病种为基础的
全面预算预测模型，通过精准测算每个科室总量指数和指数单价
构建全院医保预算模型。二是做好事中的费用成本运行情况监
控。医院应根据临床路径，将成本管控涵盖从病人入院到出院的
诊疗每个诊疗环节，提高医院诊疗工作效率和效益。要从采购环
节、调剂环节和合理用药环节采取措施，降低药物成本。实行从
科室、主诊医生、病组到病例的层级管理，对合理药耗、合理检
查、病历质量、临床路径、院感防控等过程进行管控。通过患者
占比、病种增长趋势，确定医院资源分布，运用成本费用指标核
定科室人力、设备成本。通过与全国平均数据进行标杆比较，查
找不足，并汇合药事部、医务部、护理部等部门核定抗菌药物、
辅助药物及卫生材料的使用，制定各病组合理的药占比、材料占
比，进行成本管控。三是在事后做好异常费用的追溯分析和闭环
反馈分析。依托成本管理的信息平台，按季度产出所有的病种
（组）的收益成本，并对临床进行反馈，让各项管理措施更有针

对性，进一步优化医院资源投放，提高运营效率。医院应定期利用大数据平台分析临床路径、目标成本差异，重点关注高倍率、低倍率病例，将资源成本合理分配到对应项目，建立标准、可量化的成本管理模式，为制定下期预算提供依据。通过比较分析法、比率分析法、因素分析法等科学预算方法，加强预算执行情况的分析，明晰预算指标的完成程度和偏离预算的原因，找出造成预算与实际支出差异的原因并反馈，不断优化整改。实时监控医保患者高值耗材、用药和辅助检查、重复住院、医疗总费用等情况，及时向各临床科室反馈医疗质量、费用、病种等相关信息，促使各临床科室及时调整医疗服务行为，提高医保支付结算的精确性、及时性，减少因结算不足给医疗机构带来的损失。围绕临床路径以及临床路径中用药变异性的分析，每月召开运营分析会，所有部门共同分析讨论。

（三）聚焦激励机制改革，重塑绩效精细化管理体系

医保结余能不能转化为医生薪酬对深化医保支付方式改革至关重要。一是协同推进医保支付方式和医务人员薪酬制度改革，实现激励相容。允许医疗卫生机构突破现行事业单位工资调控水平，允许医疗服务收入扣除成本并按规定提取各项基金后主要用于人员奖励。二是将医保支付方式管理纳入医院绩效考核体系，进而合理确定、动态调整医务人员的薪酬水平，建立主要体现岗位职责和知识价值的薪酬体系。医院可以充分运用 DRG 和 DIP 分组的核心指标，建立与医保管理导向相协调的内部运行和绩效评价体系，作为绩效工资分配、职称评聘的依据。例如，运用 DIP 总点数可以比较不同专业、科室医师之间的服务绩效，确定工作量大小。采用病组的危重程度、复杂程度、占用人力资源及

耗费资源情况等，可以考核不同科室的医疗质量控制情况，使评估结果更加全面、客观。运用科室病例组合指数（CMI）可以确定各科医疗服务整体水平，实现不同学科之间的可比较性。运用三四级手术例数和占比可以确定外科医疗服务水平的高低，鼓励医师提高专业服务能力，扩大临床服务范围。要更加注重发挥薪酬制度的保障功能，使付出和待遇相匹配，激发广大医务人员干事创业的动力和活力。三是改革完善人才评价机制。坚持分层分类评价，遵循医疗行业的特点和人才成长的规律，合理设置评价标准，突出品德能力业绩导向，注重临床工作质量指标，探索实行成果代表作制度，破除唯论文、唯学历、唯奖项等倾向。

五、以强化协同监管为牵引，构筑医保监管新格局

通过政府监管、社会监督、行业自律和个人守信等手段持续加大医保基金监管力度，为江西定点医疗机构精细化管理营造良好的制度环境和社会氛围。

（一）加快健全基金监管责任体系

1. 强化政府监管

充分发挥政府在医保基金监管法治建设、标准制定、行政执法、信息共享等方面的主导作用，依法监督管理被纳入医保支付范围的医疗服务行为和医疗费用，规范医保经办业务，依法依规查处违法违规行为。建立健全各级人民政府分管领导为召集人、

医疗保障部门牵头、有关部门参加的医保基金监督管理工作联席会议制度，统筹协调医保基金监管重大问题、重大行动、重大案件查处等工作。督促各级医疗保障部门落实医保基金监管主体责任，各级发展改革委、公安、司法、财政、人力资源社会保障、卫生健康、审计、税务、市场监管、药品监管等部门依法履行相应职责。

2. 明确监管部门职责

医疗保障部门负责医保基金使用的监督管理工作。卫生健康部门负责加强对医疗机构和医疗服务行业的监管，规范医疗机构及其医务人员医疗服务行为。市场监管部门负责对医疗卫生行业价格的监督检查。市场监管、药品监管部门按照职责分工，负责药品流通监管、规范药品经营行为和执业药师管理。财政部门负责对医保基金的收支、管理和投资运营情况实施监督。审计部门负责加强医保基金监管相关政策措施落实情况的跟踪审计，对医保基金收支、使用情况进行审计，督促相关部门履行监管职责，持续关注各类欺诈骗保问题，并及时移送相关部门查处。公安机关对涉嫌欺诈骗取医保基金的案件及时依法立案侦查。其他有关部门按照职责做好相关工作。省医保局要牵头制定权责清单，进一步细化各相关部门医保基金监管职责。

3. 推进行业自律

积极推动医药卫生行业协会在行业规范、技术标准、执业行为、管理服务和自律建设等方面发挥积极作用，促进行业规范和自我约束。定点医药机构要切实增强法治意识，严格执行医保政策，合理使用医保基金，履行行业自律公约，自觉接受政府监管和社会监督。压实定点医药机构和从业人员自我管理责任，建立健全医保服务、人力资源、财务、资产、绩效、系统安全等内部管理机制，加强医保管理力量，为参保人员提供优质服务。

（二）加快完善基金监管制度体系

1. 健全监督检查制度

推行"双随机、一公开"监管机制，建立医保基金联合监管执法人员和检查对象名录库，制定抽查工作实施细则，健全动态维护机制。实现日常检查全覆盖，按比例开展飞行检查、各地市互查。落实国家专项检查、重点检查、专家审查等相结合的多形式检查制度。对群众举报投诉、媒体曝光和其他部门移交的线索进行重点检查。落实医保基金监管相关法律法规，规范监管权限、程序、处罚标准等，推进医保基金监管行政执法标准化建设。完善医疗保障行政执法公示、执法全过程记录、重大执法决定法制审核等相关制度措施，确保监督检查公开公平公正。积极引入具有相关资质的信息技术服务机构、会计审计师事务所等第三方力量，参与医保基金监管，提升监管的专业性、精准性、效益性，推行按服务绩效付费机制。

2. 完善智能监控制度

加快推进医保标准化、信息化建设，统一医疗保障业务标准和技术标准，建立全区统一、高效、兼容、便捷、安全的医疗保障信息系统，实现医保基金使用全过程信息化。加快建立与国家智能监控系统无缝衔接的省级智能监控系统，加强大数据应用，实现基金监管从人工抽单审核向大数据全方位、全流程、全环节智能监控转变。加强对定点医疗机构临床诊疗行为的引导、规范和审核，强化事前、事中监管。不断完善药品、诊疗项目和医疗服务设施等基础信息标准库和临床指南等医学知识库，完善智能监控规则，细化监控指标和智能监控知识库，提升智能监控效能。开展药品、医用耗材进销存实时管理，在省内选取试点推广视频监控、生物特征识别等技术应用。推进异地就医、购药即时结算和结算数据全部上线。

3. 完善举报奖励制度

根据经济社会发展和医保基金监管需求，完善欺诈骗保行为举报奖励制度，适时调整和规范举报奖励范围、条件、程序、标准。依照相关规定严格落实举报人奖励并及时兑现奖励资金，鼓励群众和社会各方积极参与监督。畅通投诉举报渠道，规范举报线索查处机制，建立全省统一举报线索查处平台，健全举报线索信息采集、案件受理、依法检查、依规处理、结果反馈的闭环管理机制；严格督办举报线索，从严对核实问题进行处理。

4. 建立信用管理制度

按照服务协议建立定点医药机构信息报告制度，定期向医疗保障部门报告基金运行情况。规范医保基金监管信用管理工作，建立健全医保基金监管信用管理制度，覆盖办理登记、资质审核、投诉举报、日常监管、执法检查、公共服务等全过程。建立定点医药机构医保医师（药师）和参保人员医保信用记录，完善信用评价制度和积分管理制度。创新定点医药机构综合绩效考评机制，将信用评价结果、综合绩效考评结果与预算管理、缴费稽核、定点协议管理及医保基金的拨付相关联。依法依规加强和规范医疗保障领域守信联合激励对象和失信联合惩戒对象名单管理。

5. 健全综合监管制度

依托医保基金监督管理工作联席会议制度，加强医疗保障部门与卫生健康、公安、市场监管（含药品监管）等部门的合作，建立健全部门间相互配合、协同监管的综合监管机制，推行网格化管理。完善部门间联动工作机制，加强信息共享和互联互通，依托"互联网+监管"等系统平台，强化多部门联合执法、联合惩戒、共治共管合力。对查实的欺诈骗保行为，各相关部门要按照相关法律法规和职责权限，对有关单位和个人从严处理。制定医疗保障行政执法与刑事司法衔接办法，完善打击欺诈骗保行为的行政执法与刑事司法衔接工作机制。

6. 完善社会监督制度

健全医保基金监管制度机制，拓宽监督渠道，完善社会监督员制度，引导社会各界参与医保基金监管。推进普法教育，增强公众维护医保基金安全意识。逐步建立信息披露制度，医保经办机构每年向社会公告基金收支、结余和收益情况，定点医疗机构依法依规向社会公开医药费用及费用结构，接受社会监督。主动邀请新闻媒体、社会监督员参与飞行检查、专项检查、明察暗访等，通过新闻发布会、媒体通气会等形式，发布打击欺诈骗保行为的典型案件。充分利用传统媒体与新兴媒体开展广泛宣传，不断丰富宣传思路和方式方法，引导公众正确认知和主动参与基金监管工作。

（三）加快建立基金监管执法体系

1. 强化基金监管法治制度保障

严格执行《医疗保障基金使用监督管理条例》及其配套办法，规范监管权限、程序和处罚标准等，推进医保基金监管有法可依、依法行政、依法监管。完善医保定点医药机构协议管理，健全医疗保障经办机构与医药机构之间的协商谈判机制，建立定点医药机构动态管理，完善退出机制。完善医保行政部门对医疗服务行为的监控机制，将监管对象由医疗机构延伸至医务人员，监管重点从医疗费用控制转向医疗费用和医疗服务绩效双控制。

落实医疗卫生行业诊疗标准，完善临床路径管理，落实临床药师、处方点评等制度，强化临床应用和评价等标准规范运用。

2. 加强基金监督检查能力建设

建立健全医保基金监管执法体系，配强人员力量，强化技术手段。推动行政监管体系建设，做好事权职责划分，明确省、市、县（区）三级行政监管职权范围。理顺医保行政监管与经办机构协议管理的关系，明确行政监管与经办稽核的职责边界，加强工作衔接。对经办机构协议管理、费用监控、稽查审核工作责任落实情况定期跟踪问效，对经办机构内控风险定期进行评估，筑牢基金监管内控防线。加强各级财政资金保障，通过政府购买服务加强基金监管力量，引进医疗、计算机、会计、审计等方面的人才。通过"走出去"培训和参加实际检查以查代训，提高监管队伍综合能力。保障医疗机构提供医疗保障服务所必需的人员、设备和相关设施。

3. 加大对欺诈骗保行为惩处力度

全面排查医保基金管理使用情况，完善制度措施，填补漏洞、防范风险。落实打击欺诈骗保专项治理工作要求，建立部门联合执法、联合惩戒工作机制，完善重大案件联合查处工作标准和流程，综合运用协议、行政、司法等手段，严惩欺诈骗保的单位和个人。医疗保障部门要依法依规加大行政处罚力度，对涉嫌犯罪的案件依法移交司法机关追究刑事责任。对经医疗保障部门查实、欺诈骗保情节特别严重的定点医药机构，由医保经办机构解除协议、依法暂停其责任医师的医保结算资格，卫生健康、药品监管部门应依法作出停业整顿、吊销执业（经营）资格、实行从业限制等处罚，强化惩处威慑力。将欺诈骗保情节严重的单位和个人纳入失信联合惩戒对象名单。

六、以提升基层服务水平为导向，完善分级诊疗新体系

基层医疗是分级诊疗中的重要一环，是医疗卫生体系的根基。建立分级诊疗制度是有效引导优质医疗资源下沉基层，让老百姓少花钱及遏制大医院规模过度扩张的必然选择。

（一）稳定并扩大基层卫生队伍

一是积极盘活基层医疗队伍存量。政府可通过评估将社会办医纳入家庭医生体系，通过购买服务扩大家庭医生来源。引导有工作活力、身体状况允许的退休医生，在自己居住地的社区卫生服务机构提供签约服务。支持城市二级及以上医院在职或退休医师到乡村基层医疗卫生机构多点执业，开办乡村诊所。二是加强面向基层的订单定向医学人才培养。积极推进以需定招，继续做好面向乡镇、村级等基层医疗卫生机构的订单定向医学人才培养，并要求各有关地市结合当地社区卫生服务中心发展需要，在确定定向生培养需求时适当兼顾社区卫生服务中心，进一步加强社区卫生服务中心人才队伍建设。鼓励各省内医学院校根据实际情况积极设置全科专业，亦可考虑在临床专业招生之初即设定全科医生方向，参照以往师范生培养的路径，通过财政补贴减免学费并定向培养的方式吸引学生报考全科专业。强化中医药特色人才培养，加强中医药文化传承与创新发展，推动中医药走向世界。

三是继续深化事业单位人事管理体制机制改革。实施"县聘乡用""乡聘村用"管理机制，盘活基层医疗卫生机构编制使用政策，加大基层医疗卫生机构岗位吸引力。建议按照有关规定为家庭医生设置特设岗位，家庭医生可提前一年申请职称晋升，同等条件下优先聘用到全科主治医师岗位。四是建立完善向基层倾斜的工资制度和基本工资正常增长机制。按照国家统一部署，进一步优化工资结构，建立完善向基层倾斜的工资制度和基本工资正常增长机制，逐步提高基层医疗卫生机构人员的工资待遇水平，促进人才向包括社区卫生服务中心在内的基层卫生事业单位流动，逐渐消除制约江西区域协调发展的人才缺失因素。鼓励各地对社区卫生中心医技人员的薪酬管理进行大胆探索，如进一步放宽绩效工资的预算空间以增强岗位吸引力，提高工作积极性。

（二）加强区域医疗信息平台建设

加快建设区域协同医疗综合信息网、区域协同医疗一体化信息平台、远程影像会诊信息系统、远程心电会诊信息系统、区域检验业务协同平台等信息化平台。一是加快发展远程医疗平台。完善签约转诊系统，建立开放共享的影像、心电、检验、病理中心，推动基层检查、上级诊断、区域互认。依托县级公立医院，建设区域 HIS、影像、检验、心电、病理五大中心，实现医共体内信息互通、检查结果互认、远程会诊协作，打造区域医技生态体系，为落实和推进分级诊疗提供技术支撑。二是加快完善健康管理信息平台。融合建设母子保健、签约服务、慢病管理、看病就诊等健康档案系统，实现院前预防、院中诊疗、院间转诊、院后康复的全程动态管理。三是加强智慧医疗平台建设。完善以"三个一"为主要内容的智慧医疗体系，大力建设智慧医疗 APP、统一结算平台等，实现网上预约诊疗、健康咨询、检查结果查询、满意度评价、移动支付等功能。四是加强综合监管信息平台建设。实现医改重点指标在线监测、医保、药品耗材采购、药品合理使用、医疗服务价格、床位使用、公共卫生服务等过程实时监管。各医共体设立信息管理中心，与医保局信息平台做好对接，完善医共体内信息建设和管理。

（三）加快提升基层医疗服务水平

一是加强新技术运用。针对基层高水平医生数量不足和分布不均等难点，利用新一代"AI+医疗"赋能现有基层医生，用智能手段辅助其提高全科诊疗水平，辅助基层医生进行精准检查和高效收集患者病情信息的能力。借助互联网、物联网技术以及移动CT影像车、移动检测车等移动公卫车，灵活地为医疗资源匮乏和交通不便的地区提供公卫服务，助力医疗资源下沉，提升基层医疗服务水平。二是加强特色科室建设。建立一批基层专病特色科室（包括高血压、糖尿病、冠心病、脑卒中、慢阻肺、康复等），加强上下协作，促进优质医疗资源下沉，提高社区诊疗能力，吸引患者下沉，及时满足居民诊疗需求。三是规范家庭医生的诊疗行为。利用数据平台，对家庭医生的各项服务指标进行监测、预警，引导、规范家庭医生的服务行为。通过大数据分析，确立家庭医生的"标化工作量"，将工作量与收入绩效挂钩，同时设计合理的工作量区间标准，保证服务质量。

（四）进一步完善付费、用药、转诊规范等配套政策

一是加快完善转诊制度。通过提高对基层医疗机构的支付比例，逐步推进门诊统筹，引导常见病、多发病"留"在基层，激

励基层医生提升服务能力。逐步将转诊标准扩大到其他常见病和慢性病，并抓紧制定双向转诊管理制度、服务平台和转诊指导目录。二级以上医院应当为基层转诊预留一定比例的门诊号源和住院床位。二是加强基层医疗服务的药品供给。建议在基药制度未改变的情况下，借鉴上海"延伸处方"制度，有效推动社区首诊。延伸处方主要围绕签约居民慢性病展开，由卫生、人社部门共同制定基药目录外的延伸处方目录，减少患者单纯为配药而到大医院就诊的状况。建立药企配送服务制度，为基层医疗机构配送基药外药品提供专门渠道。三是依托公共卫生经费做好健康管理。足额补偿公共卫生服务成本，激励基层医生开展健康教育和管理，促进基层医生角色从疾病治疗向疾病预防、健康促进转变。

七、以复合型人才培养为支撑，打造新型医保经办队伍

医保办工作者的工作能力与政策落地的执行效果息息相关。推动支付方式改革，必须建造一支高素质的新型医保信息化人才队伍。

（一）加强医保经办队伍建设

医保管理人员是医保政策落地的宣传者和具体执行者。因此，医保管理人员的队伍建设事关定点医疗机构内部医保管理的效果和质量。一是定点医疗机构应加强院内医保管理人员的配

置，优化内部人员结构，引进多学科、多专业的复合型人才，提升院内医保管理人员的素质和水平。二是教育、人社、卫健、医保等部门要加强宏观政策引导，在高校专业设置上，将医疗保险、医保精算等相关专业纳入高等教育体系和国家职称晋升体系，形成制度化、规范化、科学化的人才长效培养体系。积极发挥高等院校医保人才培养的功能，加强校企合作，培养具备扎实的管理学、保险学及医学等知识的复合型、创新型医保管理人才，提升医保从业人员的实践创新能力。三是鼓励通过人才引进、购买专业化的第三方医保管理服务、加强人员选拔和培训等方式，打造一支综合素质过硬、专业水平较高的新型医保管理队伍，有效弥补目前各级医保部门监管人员不足的问题。

（二）加强医保经办业务培训

一是构建常态化的培训制度体系。医保行政管理部门或者医保经办机构要定期对统筹区域内定点医疗机构医保管理人员通过医保政策培训及以会代训等形式加强管理。定点医疗机构内部医保管理部门应该对全院全员进行定期的医保政策、管理培训，培训不仅要针对科室主任、护士长、医保管理人员、收费人员、新进医护人员等，而且应包括医院领导层。培训内容不仅要包括医保政策宣传、医保控费、院内医保管理，还应涉及医保法律法规讲解、提升医疗服务与质量、医疗费用管理与结算、支付方式改革、临床路径执行、招标采购等知识，全面提升医护人员的管理能力和综合素质。二是以深化医保支付方式改革为重点，多管齐下开展形式多样的业务培训活动。选派科室业务骨干，采取集中授课的方式，开展医保待遇保障、基金监管、医保业务经办等方面的授课，切实提高培训的针对性和操作性。组织有关专家分别对本地要采取的付费方式实施方案、系统接口改造、住院病案首页填报与质量控制等进行业务培训，强化病案首页管理，提高疾病并按归类管理水平和疾病分组准确率。结合线上线下在全省展开培训，同时针对特定人员进行专项培训，如针对编码人员开展专门的编码课等。采用常态化培训、专项培训、学术研讨等类型，建立一批 DRG 和 DIP 业务培训基地，打造一支技术过硬、善于管理的精干人才队伍。

（三）打造一支本地化专家队伍

一是省医保局应从需求出发指导各地加快组建各类专家组。支付方式改革作为一项专业性非常强的工作，需要大量的专业人才提供智力支撑。因此，应围绕临床、病案、收费、医保、统计、分级诊疗等方面的需要，打造一支本地化的管理专家组、首席专家组、编码专家组，进而为现行医保政策、医药服务、医药价格和招标采购、信息化建设、基金监管、稽查执法、评估鉴定等方面提供方向性、专业性、综合性咨询指导和决策支撑。二是建立专家组遴选和推举机制。专家组成员应包含二级及以上定点医疗机构和零售药店从事临床、医技、护理、药学、财务的专业人员，高等院校或科研院所长期从事医疗、药学、医疗保险研究等方面的专家，承担补充城乡居民大病保险、城镇职工大额医疗保险的商业保险公司有关精算、理赔、审核方面的专家，承担全省基本医疗保险软件支持、医疗费用智能审核的第三方公司的专家，人社、财政、卫生健康、市场监管（含药监）、审计等单位从事医疗保障相关工作的人员。

八、加强宣传引导和总结评估，营造良好的改革氛围

推动医保支付方式改革和定点医疗机构精细化管理是深化医疗保障制度改革的一项重点任务，政策性强、社会关注度高。应加强宣传引导和总结评估，为医疗保障制度改革营造良好的氛围。一是加强宣传引导。医保局应组织各地、各有关部门采取多种形式宣传医保基金监管的重要性，及时总结和宣传推广好经验、好做法，广泛动员社会力量共同推进医保支付方式改革和定点医疗机构精细化管理。做好舆情研判，及时回应社会关切，合理引导预期。二是做好评估优化工作。建立定期评估机制。积极引入专家等社会力量参与医保支付方式改革和定点医疗机构精细化管理的评估工作。持续开展 DRG 和 DIP 实施效果评价，评价 DRG 和 DIP 实施对于医院医疗行为、医疗质量及医院运行的影响，并与医保机构建立良好的沟通反馈机制，不断以临床意见为基础，修改完善分组规则。三是进一步做好常态化的基线调查工作。通过常态化的基线调查掌握按病种分值付费实施前后的医保基金使用、医疗机构医疗行为和患者就医负担、支付比例、病种费用等数据的变化情况，以及费用结构和趋势变化的合理性，分析差异和成因，并提出解决方案。

参考文献

［1］倪子龙，王涤非，姜丽艳，刘斌，钟永红．医保支付方式改革对医院经济的影响与管理对策研究［J］．中国医院，2021，25（06）：32-33.

［2］陶芸，陈驰昂，韩勇．我国按病种分值付费实施效果分析及对 DRG 试点医院的启示［J］．中国医院，2021，25（06）：16-19.

［3］韩优莉．医保支付方式由后付制向预付制改革对供方医疗服务行为影响的机制和发展路径［J］．中国卫生政策研究，2021，14（03）：21-27.

［4］张明，喻丹，李敏，方鹏骞．"十四五"时期医保支付方式改革对我国公立医院经济运营的影响与思考［J］．中国医院管理，2021，41（03）：18-20+25.

［5］应亚珍．DIP 与 DRG：相同与差异［J］．中国医疗保险，2021（01）：39-42.

［6］李敏强，彭颖，程明，刘雅娟．国外 DRGs 定价与支付体系对我国医保支付方式改革启示［J］．中国医院，2021，25（01）：58-61.

［7］许速，谢桦，崔欣，汪森然，应晓华，杨羽佳，应亚

珍 . 基于大数据的病种分值付费的原理与方法［J］. 中国医疗保险，2020（09）：23-28.

［8］杨鸿洋，吕婕，翟晓婷，刘旭，潘曙明 . 医疗保险支付方式改革背景下大型公立医院发展策略［J］. 中国卫生资源，2020，23（03）：254-257.

［9］应晓华 . 按疾病诊断相关分组支付的风险［J］. 中国社会保障，2020（01）：85.

［10］谢宇，洪尚志，李娜，马磊，王翠平，应晓华，罗雅双 . 经济学视角下 DRGs 的应用条件及国内实践［J］. 中国医院管理，2019，39（02）：65-67.

［11］李乐乐 . 政府规制与标尺竞争：医保支付方式改革的治理路径分析［J］. 经济社会体制比较，2021（03）：80-88.

［12］朱铭来，王恩楠 . 医保支付方式改革如何减轻道德风险？——来自医保基金支出的证据［J］. 保险研究，2021（04）：75-90.

［13］王碧艳 . 医保支付方式改革下病种点数法对我国分级诊疗的影响［J］. 中国医院管理，2020，40（02）：18-20.

［14］马元元，胡华杰，洪妍，管晓东，史录文 . 中国县级公立医院医保支付方式改革与医院控费策略研究［J］. 中国卫生政策研究，2019，12（11）：29-33.

［15］彭宏宇，李琛，吴玉攀，罗密，崔丹，冯友梅，毛宗福 . 利益相关者视角下我国医保支付方式政策研究［J］. 中国医院管理，2019，39（06）：31-34.

［16］鲁云敏 . 浅谈医院绩效管理存在的问题与对策［J］. 当代医学，2010，16（13）：23-24.

［17］石连忠，梅彦，余震，杨军 . 杭州市 DRG 中医支付政策

的实践探索［J/OL］. 卫生经济研究，2021（12）：16-19［2021-12-10］. https：//doi. org/10. 14055/j. cnki. 33-1056/f. 2021. 12. 003.

［18］朱红红. 现代医院管理制度下医院绩效管理研究［J/OL］. 财经界，2021（34）：98-99. DOI：10. 19887/j. cnki. cn11-4098/f. 2021. 34. 047.

［19］胡月，冷明祥，黄晓光，陶宏滨，胡大洋，唐晓东，万彬. 对医保定点医疗机构支付方式改革的思考［J］. 中国医院管理，2011，31（02）：42-44.

［20］朱培渊，王珊，刘丽华. DRG 支付方式改革在公立医院的实施路径探讨［J］. 中国卫生经济，2018，37（05）：32-35.

［21］陆明军. 公立医院全面预算管理问题及解决对策［J］. 经济管理文摘，2021（24）：88-89.

［22］马丹. 浅谈医院内控管理［J］. 行政事业资产与财务，2021（22）：60-61.

［23］姚萍. 关于公立医院全面预算管理的几点思考［J］. 中国卫生资源，2014，17（02）：107-109.

［24］唐风. 公立医院全面预算管理现状及对策［J］. 中国卫生经济，2015，34（08）：90-92.

［25］朱倩，刘明华. 新医院财务制度下全面预算管理的难点与对策［J］. 会计之友，2011（29）：71-72.

［26］郑大喜. 新医改下公立医院全面预算管理体系的构建［J］. 现代医院管理，2012，10（03）：1-4.

［27］陈朝军. 浅谈医院财务内部控制与风险管理［J］. 中国总会计师，2015（05）：128-129.

［28］陈立新. 加强医院内部控制体系的探讨［J］. 中国市

场，2014（12）：96-97.

[29] 毛俊峰．医院财务内控管理存在的几点问题及对策[J]．中国集体经济，2015（34）：131-132.

[30] 杜书伟．公立医院绩效考核与管理研究探析[J]．中国卫生经济，2010，29（03）：75-77.

[31] 焦贵荣．基于DRGs付费的公立医院内部绩效管理体系构建[J]．会计之友，2021（24）：65-73.

[32] 廖鋈炟．如何推动公立医院全面预算绩效管理措施的落地思考[J]．中国乡镇企业会计，2021（10）：82-83.

[33] 董先宝．公立医院绩效管理存在问题的探讨[J]．经济师，2021（10）：258-259.

[34] 蔡后萍．DRG支付方式改革下医院财务管理应对策略[J]．纳税，2021，15（27）：99-100.

[35] 吴云．医保支付改革下医院医保管理模式的探索[J]．会计师，2021（15）：87-88.

[36] 马燕．DRG支付方式改革对医生医疗行为的影响研究[J]．中国当代医药，2021，28（21）：205-208+213.

[37] 邓周华．DRG付费方式改革对医疗运营及医院精细化管理的挑战及应对[J]．当代会计，2021（08）：96-98.

[38] 喻明晰，林大盛．浅谈现代医院精细化管理[J/OL]．价值工程，2018，37（04）：66-67. DOI：10. 14018/j. cnki. cn13-1085/n. 2018. 04. 025.

[39] 马丽卿，李木清，何可，唐飞飞．医院精细化管理的实践应用[J]．现代医院，2020，20（03）：337-340.

[40] 林晓江，郑云蒸，洪东世，翁丽都，肖梦涛．DRG支付改革促进分级诊疗的探索——基于温州市开展基础病组"同病同

价"支付的实践［J/OL］．卫生经济研究，2021（12）：22-24［2021-12-10］．https：//doi.org/10.14055/j.cnki.33-1056/f.2021.12.006.

［41］郭祥倩．推进分级诊疗和医联体建设［N］．中国家庭报，2021-12-02（008）．

［42］刘静，曾渝，毛宗福，胡蓉，魏伟．三明市公立医院"三医联动"综合改革模式再探讨［J］．中国医院管理，2017，37（02）：9-11+45.

［43］余红星，陈晶晶，陈彬，周尚成，罗杰．对三明医改问题的认识与思考［J］．中国医院管理，2016，36（05）：1-3.

［44］李玲．公立医院改革的"三明模式"［J］．时事报告，2013（09）：38-40.

附　录

一、关于南昌市定点医疗机构支付方式
改革的调研报告

（一）基本情况

自 2001 年 6 月南昌市城镇职工基本医疗保险启动以来，南昌先后采用了"定额付费+病种追加"和"定额+直补+追加直补"两种支付方式。但在实践中，上述支付方式的效果并不理想，医疗费用过快增长、考核指标难以落实等问题使医疗机构与医保机构间矛盾更加突出，医疗机构对支付方式改革的诉求也愈加强烈。2013 年 1 月，《南昌市城镇职工医疗保险定点医疗机构住院费用支付管理试行办法》正式出台，南昌开始实施"在预算实行的总额控制下以按病种分值付费为主、按床日付费和按项目付费等为辅"的复合型住院支付方式改革，按照"总额预付、预

算管理、月预结算、年度结算、总量控制"的思路，实行病种分类权重系数、医疗机构等级系数与考核系数动态平衡法的结算模式，通过依据数据分析、制度化运营、民主决策等机制，不断强化医保费用过程控制和结果控制，构建起了一条医、患、保三方和谐共赢的生态链，并取得了"四降两升"（实际住院费用增长率、统筹基金支出增长率、住院人数增长率、人均统筹基金增长率下降，住院实际报销比例、每年分值所对应的统筹支付费用上升）的良好成效，得到了业界的高度认可，为南昌市医疗保障事业乃至民生事业的科学健康发展奠定了有力基础。

（二）主要做法

南昌市遵循"以收定支、收支平衡、略有节余"的原则，定点医疗机构住院费用实行预算管理，并在总量控制下以病组分值付费为主、按床日付费和按服务项目付费等为辅的复合型住院费用支付管理办法。除按床日付费和按服务项目付费支付方式外，医疗保险经办机构对参保人员在全市各定点医疗机构住院即时结算实际发生的由统筹基金支付的医疗费用，采用按病组分值付费的支付方式，遵循"总量控制、预算管理、月预结算、年度决算"的原则。

1. 实施预算管理，实现总量控制

预算管理是确保医保基金收支平衡的重要手段，也是医保支付方式改革的前提。南昌市遵循"以收定支、收支平衡、略有结余"的原则，对医疗保险资金的收支情况预算方案进行公平公正地编制。通过编制收入预算，确定统筹基金支出可支付金额；编制支出预算，确定统筹基金各支付科目总量；再根据不同等级医疗机构所提供的医疗服务的总量和质量，最终确定病种分值支付各等级医疗机构的比例。各等级医疗机构的基金可支付额度不能互相挤占，统筹基金可支付额度必须单独计算、分别使用。同时设立了"三块天花板"：年度统筹基金支出可支配额度、年度决算额度、月预结算额度。通过实施预算管理的总额控制，南昌各定点医疗机构自觉控制医疗费用的增长，不断控制医疗成本，住院医疗费用增长率显著降低，由 2012 年的 35.99% 降为 2019 年的 20.16%；统筹基金支出增长率逐年大幅降低，由 2012 年的 37.53% 降为 2019 年的 18.06%；人均统筹费用增长渐趋平缓，由 2012 年的 12.91% 降为 2019 年的 7.45%。

2. 确定病种分值，实现服务优化

确定"病种分值"是按病种分值付费改革的关键环节。

（1）确定《病种分值表》中的病种及其费用。在全市所有定点医疗机构基本医疗保险住院病例中选择临床路径明确、并发症与合并症少、诊疗技术成熟、质量可控且费用稳定的相关诊断为基准病组。基准病种费用由该病种全市该等级各定点医疗机构近 3 年平均住院统筹费用确定，主要作用是将费用折算成服务量。

（2）确定《病种分值表》中病种的分值。各病种住院病例在治疗过程完整、符合出院指征的情况下，各病种分值以出院临床第一诊断（主要诊断）对照《病种分值表》确定：

病种分值=基准病种分值×（各病种的平均住院统筹费用÷基准病种的平均住院统筹费用）

（3）病种分值计算。

1）入组病种分值确定。

①正常入组病例分值。即住院过程完整且住院总费用与该病组平均费用的比值在 80%~150% 的病例。

病种分值=其对应病组分值×费用系数

②费用异常的入组病例分值。费用异常病例是指住院平均统筹费用高于 150% 和低于 80% 的病例。

高于 150% 的病例分值=［对应病组的分值×费用系数+对应病组的分值×（该病例的住院总费用÷对应病组的平均费用－1.5）］

低于 80% 的病例分值=［对应病组的分值×（该病例的住院总费用÷对应病组的平均费用）］

最高不超过对应病组的分值×费用系数。

2）未入组病例分值。当定点医疗机构收治的住院病例未入组时：

未入组的病例分值=（住院总费用÷基准病组费用）×1000 分×0.9

3. 进行月预结算，实现月支付控制

月预算是支付方式改革的缓冲器。

（1）确定月预结算额度。市医疗保险经办机构根据本年度各月份住院总费用实际发生额及上一年度该月统筹基金实际决算额，分别确定本年度各月预结算额度，结合病组分值与费用系数对各定点医疗机构进行月预结算。

（2）确定月预结算拨付的费用。

各定点医疗机构月预结算费用=［该定点医疗机构当月总分值×月度每分值费用－该月个人自负费用－除统筹基金支出以外的其他待遇支出（大病支付、专项救助基金支付、抗美援朝及军转干部补助基金支付、单位补充医疗保险支付等其他待遇支付）］－审核扣款

各定点医疗机构当月总分值等于其当月发生的各类病例分值

总和。全市定点医疗机构当月总分值等于各定点医疗机构当月总分值之和。

月度每分值费用＝〔（全市定点医疗机构月度住院总费用－月度住院统筹基金实际发生费用）＋上一年度该月统筹基金实际决算额〕÷全市定点医疗机构当月总分值

如果月度统筹基金实际发生费用小于上一年度该月统筹基金实际决算额，则将上一年度该月统筹基金实际决算额替换为月度住院统筹基金实际发生费用。

4. 依据年终结算，实现激励约束

年度决算是医保支付方式改革的压轴大戏。根据住院人数变化、医疗服务价格变化、CPI、基金收入变化、政策标准等因素。

本年度决算额度＝上年度住院统筹费用实际决算额×（1＋住院人数增长率）×（1＋70%×人均统筹基金增长率）＋调整政策待遇水平所需统筹基金支出额

各定点医疗机构年度住院统筹决算费用＝该定点医疗机构年度决算总分值×年度决算每分值费用－个人自负费用－除统筹基金支出以外其他待遇支付（大病支付、专项救助基金支付、抗美援朝及军转干部补助基金支付、单位补充医疗保险支付等其他待遇支付）－审核扣款

各定点医疗机构年度决算总分值＝该定点医疗机构总分值×该定点医疗机构医疗服务质量系数

其中，

该定点医疗机构总分值＝该定点医疗机构各月度总分值之和－核减分值

核减分值是对审核发现的超政策费用以及违规费用之和比照基准病组费用确定的分值进行核减。全市定点医疗机构决算总分

值等于各定点医疗机构年度决算分值之和。

年度决算每分值费用 = ［全市定点医疗机构年度住院总费用－本年度住院统筹基金实际发生费用＋本年度住院统筹基金决算额度］÷全市定点医疗机构决算总分值

当本年度住院统筹基金决算额度大于年度统筹基金病组分值实际可支付额度，则本年度住院统筹基金决算额度取年度统筹基金病组分值实际可支付额度。

5. 设定考核系数，实现规范管理

定点医疗机构考核系数是支付方式改革的重头戏。南昌市设定的考核指标主要有重复住院率增长率、人均住院费用增长率、实际报销比例等，考核系数就是这几项指标加起来的平均数。其中，重复住院率增长率是各定点医疗机构出院人员重复住院率与上年度出院人员重复住院率的差额占上年度出院人员住院率的比率，用于约束定点医疗机构分解住院人次的行为。

重复住院率增长率 = （本年度出院人员重复住院率－上年度出院人员重复住院率）÷上年度出院人员重复住院率×100%＋1

重复住院率增长率越高，考核系数越低。人均住院费用增长率是人均住院费用增长率考核标准与该院本年度人均住院费用增长率之比，可防止过度医疗的发生。

人均住院费用增长率 = 住院总费用÷住院人数

实际报销比例是该院本年度实际报销比例与实际报销比例考核标准之比，可有效防止医疗费用的转嫁，降低参保患者的就医成本。

实际报销比例 = 项目计价统筹应支付的费用÷总费用

6. 建立数据监控，实现监管稽查

信息化建设是支付方式改革的电子眼。通过智能系统，对定点医疗机构的医疗行为和发生医疗费用进行实时监控，达到早发现、早处理和早整改的目标，促使定点稽查更有针对性和管理更有效。2014年，南昌市完成了医保智能审核系统的建设，驻院代表可通过数据变化发现违规问题。通过利用智能医保系统，对违规医疗机构进行持续监控，及时发现问题，调整重点监管的方向，开展有针对性的稽查。

（三）存在问题

1. 预算方案欠精细

目前，南昌市医疗保险经办机构所规定的各预算科目总额比例关系是根据前3年实际发生数额的平均比例和政策调整确定的，这使得编制预算方案时会产生欠精准的问题。其一，预算总额比例问题。一个自然年度内，新增的部分医疗机构没有历年费用的数据参考，导致预算总额比例出现偏差，新纳入医疗保险定点的医疗机构会影响整个年度的预算总额。其二，预算科目设置问题。国家医保支付改革的政策随时在调整，因此会导致预算中部分科目发生变化，若由于当年政策调整变化造成该科目在某年度的统筹支付费用突然增长，但随后的年度不再发生或极少发生，这时仍然按照前三年实际发生的平均比例确定该科目预算总额比例，则会挤占其他科目的预算额度。

2. 病种分值欠精准

病种分值是根据各病种之间所需平均住院统筹费用的比例关系来确定的，每一年都会出现新的病种，因而病种分值表需要与时俱进，随时进行调整和更新。而在确定病种分值过程中可能会面临以下问题：其一，《病种分值表》中部分病种分值设置不合理。通过对历年数据研究发现，《病种分值表》中对照病种的各等级平均住院统筹费用与医疗机构实际发生的平均统筹费用差异较大，此时便需对部分病种分值进行重新确定。其二，《病种分值表》中的病种数量偏少。南昌市执行的《疾病分类与代码》中的病种超过 20000 种，但纳入《病种分值表》的病种仅占其中 3% 左右，无对照病种住院人次占住院总人次比例居高不下。

3. 考核系数欠完善

南昌市医保支付方式改革设定了各定点医疗机构的考核系数就是为在控制医疗费用总额的同时，还能监控医疗服务的过程，而目前南昌市考核系数指标主要是重复住院率增长率、人均住院费用增长率和实际报销比例、平均住院天数增长率等，未能充分体现定点医疗机构在费用上的控制和质量上的监管。同时，不同医疗机构的医疗技术、设备硬件和专业特色千差万别，仅这几项考核指标并不能完全准确地反映各定点医疗机构的医疗服务质量。考核体系应进一步扩充指标、修订完善。

4. 监管体系欠健全

建立医疗服务监控系统可以有效地监控各定点医疗机构的医疗服务行为，相当于专业医疗监控摄像头，用于弥补医疗保险管理人员的临床学专业知识的不足。借助大数据分析发现医疗服务中的问题是医疗服务监控的重要手段，但南昌的医疗保险监控体系仍不够健全。一是医保监控系统存在漏洞。现有医保的信息系统都是各自封闭运行，医保经办机构与各大医疗机构的网络管理系统未实现直连直通，仅仅是对上传的数据进行检测，无法实现动态直管，且对上传的数据真实性无法识别和鉴定。二是医保稽核力量仍需充实。医保稽核队伍力量非常有限，专业性不强、稳定性不够，对复杂的诊断审核判断不准，因此需进一步加强数据监控管理。

5. 医疗竞争欠公平

南昌医保支付方式改革开展八年多，"分灶吃饭"的理念虽然由"三块蛋糕"变为"两块蛋糕"，一级和二级医疗机构融为一体，但竞争平台的不公平依然存在。南昌市一级、二级医疗机构数量多，分布广，主要以民营医疗机构为主，其制度不健全，医疗服务不规范，在整个医保基金的支出上所占比例较小，形成了同工不同酬、同一平台竞争不公平的缺陷。依据历年的数据显示，三级医疗机构的病种分值预算额度占比一直在增加，而一级、二级医疗机构的病种分值预算额度占比一直在减少，三级医疗机构的"虹吸现象"明显。随着大型三级医疗机构分院的不断扩张、病床数的不断增加，这种现象日渐明显。如何在医保支付制度上重塑激励机制，调控服务需求，从而影响卫生服务体系的运行绩效和医疗服务资源的配置效率，值得进一步探索。

（四）政策建议

1. 构建医保预算管理体系

一是建立真正的医保预算体系。进一步完善医保总额预付的预算管理体系，建立健全标准明确、操作性强的制度规则，科学编审年度预算总额和具体分配额度，特别是对年度可支配金额的划分比例，必须公正、客观和科学，既要保证基金平稳安全，又要考虑医疗费用的合理增长。同时，通过预算指标体系实时监控，执行落实好预算分配。二是实现预算管理集团化。打破分灶吃饭的界限，解决分等级预算设置问题。扩大预算的等级划分比例，可适当向一级、二级医院倾斜，调动其积极性和主动性。随后将预算额度转化为分值数，再把分值数折算成份额额度，实行全员竞争份额。不仅盘活了预算的总额，而且调动了全体定点医疗机构的积极性。三是实施医保预算执行的绩效考核。出台预算管理相适应的奖惩配套措施，制定结余留用的激励机制操作细则，对结余资金的上限比例、用途给予适当限制，鼓励医院规范诊疗、降低费用，让更多的医保资金发挥效益。四是加大监督力度。通过预算公开和外部检查，从而规范医保基金预算管理行为，提高医疗服务合规性。

2. 补充完善病种分值分组

病种分值是根据各病种之间所需平均住院统筹基金的比例关系确定的，但在实际运行过程中，出现病种分值表中的部分病种分值不合理，其平均住院统筹基金支出与医疗机构实际发生的平均住院费用差异较大，以及纳入病种分值表中的病种偏少等问题。虽然每年的年终决算会对表中的病种及其分值进行纠偏和删减增加，同时也有基准病种可以对照计算分值，但运行中无对照病种比例在逐渐增加，医疗机构规避异常病种分值按照公式计算的比例也在扩大。为确保病种分值能如实反映各病种之间医疗费用的比例关系，对表中各等级平均住院统筹费用与医院实际发生的平均统筹费用差异较大，且实际发生人次较多的病种，进行分值调整，促使《病种分值表》更趋合理。同时，将部分住院人次较多且费用稳定的病种纳入《病种分值表》，以进一步完善和充实《病种分值表》。并且进一步细化定点医疗机构等级系数。由于各定点医疗机构的医疗水平和技术设备等因素是不断变化的，建议用动态方式来确定各等级医院的等级系数，每年进行动态调整，并适当地扩大范围。

3. 增加机构考核体系指标

南昌市考核指标项目主要设计了重复住院率增长率、人均住院费用增长率、实际报销比例和平均住院天数增长率等主要考核指标。通过运行，发现单一的指标对医疗费用控制效果是有限的，建议在原有基础上适当增加部分指标项目，如转诊率等，加大考核系数的含金量，通过不断完善考核指标体系，实现对定点医疗机构医疗行为质量的有效监管。

4. 建立医疗服务智能系统

（1）进一步强化宏观监控。积极宣传新支付方式，扩大支付方式改革的影响力，提高医务人员的自我管理意识，从被动控制费用向主动控制费用转变。建立健全医保服务监控稽查体制。最重要的是明确监控指标，针对支付方式的类型特点，参照医疗保险"三大目录"的规定要求，对定点医疗机构执行相应的出入院标准，确定住院率、转诊转院率、次均费用和自费比例等考核指标，比照医疗服务质量、临床路径管理和合理用药情况等方面的技术控制标准量化，一并纳入定点协议，实现对医疗机构费用的控制和质量的监管，既减少了医疗费用不合理的增长，又减少了医院的自我亏损，切实保障了参保人权益，实现了三方共赢。

（2）进一步健全信息监控。信息监控最核心就是完善医保智能审核系统。建立标准化基础数据库，以监控基础指标为基础，统一相关标准，开展医疗保险基础信息标准化工作，建立健全药品、诊疗、医疗服务设施、定点医疗机构、医师和病种六个基础数据库。实现医疗行为的全程监控。以监控规则为核心，利用信息化手段，加大医保监管力度，对定点医疗机构的医疗行为实行事前预防、事中监控和事后查处的全程监控。

（3）进一步加强日常监管。对定点医疗机构发生的低标准入院、分解住院、重复计费、虚假计费和药品串换等违规行为进行严肃处理，优化定点医疗机构的医疗服务环境，搭建规范、有序、公平、合理的竞争平台。

（4）进一步充实稽核队伍力量。

1）培养复合型经办人才。医疗保险是一门综合性非常强的学科，需要具备临床医学、公共经济学、公共管理学、统计学和计算机等综合专业知识。因此，要培养一批业务精、专业强、知识通、素质高、能力强的复合型人才，能应对复杂的管理局面，能敏锐发现问题，分析出原因，总结出经验，处罚出依据，让定点医疗机构的违规行为无所遁形，让违规的定点医疗机构被处罚的心服口服。

2）健全驻院代表制度。驻院代表是医保经办机构派驻定点医疗机构的管理人员，主要以医保统筹基金结算的医疗服务内容作为巡查重点，配合做好各项医保管理规定工作，实现合理医疗、合理检查、合理用药和合理收费。驻院代表作为医保经办机构的窗口外延，派驻到医院一线，既是医保政策的宣传推广员，可及时宣讲新政策，又是医保部门的监督员，可及时发现问题，引导医院主动进行管理。

二、关于赣州市区域点数法和按病种分值付费试点情况的调研报告

2020 年 11 月 5 日，赣州市被确定为国家区域点数法和按病种分值付费试点城市。赣州市政府高度重视，将医保支付改革作为该市重大改革统筹推进，市医保局依托《国家医疗保障局办公室关于引发区域点数法总额预算和按病种分支付费试点工作方案

的通知》有关精神，根据省局统一部署，积极开展了各项工作。制定了试点实施方案，成立了领导小组，建立了联席会议制度，起草了总额预算办法和按阅读预付制度，开展了 DIP 结算信息系统建设和接口改造及 15 项国家编码贯标等工作，现已有 54 家二级以上医疗机构完成接口改造，拟定 2021 年 4~6 月进行系统试运行，7 月正式运行，为实现按病种实际付费奠定坚实基础。

（一）基本情况

截至 2019 年底，赣州市全市户籍人口 984.73 万人，常住人口 870.8 万人，人均地区生产总值 39968 元，共 18 个县级政区。全市现有卫生医疗机构 8591 家，床位数 4.8 万张，卫生人员 60965 名，卫生总费用 166.5 亿元，诊疗人数 4663.2 万人次，入院人数 165.1 万人，平均住院日 8.5 日，门诊病人次均医药费用 232.2 元，住院人均医药费用 7926 元。全市现有职工医保参保人数 72.92 万人，居民医保参保人数 875.89 万人，职工、居民医保基金年收入超 100 亿元，职工、居民医保统筹基金累计结存分别为 26.6 亿元、53.2 亿元。定点医疗机构 808 个（不含乡村一体化由乡镇卫生院管理的村卫生室，其中三级医疗机构 11 个、二级医疗机构 91 个、一级医疗机构 364 个、其他定点 342 个）。DIP 国家试点第一批覆盖医疗机构总数 123 个（其中三级医疗机构 11 个、二级医疗机构 87 个、一级医疗机构 25 个）。

（二）主要做法

1. 建立创新相关制度，完善运行服务体系

（1）建立联席会议制度，打造及时高效的交流体系。为了更好地推进医保支付方式改革，快速地应对突发情况以及随时交流

汇报最新进展，赣州市组建了 DIP 试点联席会议制度，更好地加强各部门之间的合作，把控和协调试点工作的进展，审议拟出台的医保相关政策，及时向领导汇报相关工作进度，组织协调各有关部门共同推动试点工作顺利开展。创建赣州市 DIP 试点工作微信群，群内包含医疗保障部门相关人员及二级以上定点医疗机构相关人员，加强了医保与医疗机构的沟通联动。建立从市级到县级再到定点医疗机构三级联络员工作制度，通过联络员明确每级具体工作内容，确定各自职责，统筹推进试点各级工作稳步实施。

（2）建立合理的支付制度，打造收支平衡拨款体系。赣州市按照"以收定支、收支平衡、略有结余"的原则，起草总额预算办法和按月度预付制度。以年度基本医疗保险基金支出预算为基础，根据定点医疗机构前 3 年 1∶2∶7 基金刷卡支出 90% 比例按月预拨，根据医保基金年度预算总额指标，综合考虑年度考核等影响因素，开展年度清算工作。

（3）改革机构管理制度，打造三位一体管理体系。赣州市对各县（市、区）医疗保障部门设置进行了相关调整，原行政局调整为市医疗保障局分局，原经办机构调整为市医疗保障基金管理中心分中心，原赣州市各县（市、区）医疗保障部门人员编制统一上收至市医疗保障局管理。通过市全面垂管县、压实县级责任、延伸镇村服务三个层面，实现待遇、经办、监管的全市一体化，打通医保政策落地的"最后一公里"，建立与医保基金统收统支相适应的机构管理体制。同时推进机构上下整合，市级医疗保障部门机构性质、级别等保持不变，县级医疗保障行政和经办机构全部改由市医疗保障部门垂直管理，分别作为市医疗保障局派出机构和市医疗保障基金管理中心分支机构，由市医疗保障局直接管理。县级层面所涉人、财、物全部上收市医疗保障局、市医疗保障基金管理中心统一管理。同时，改革人事管理方式，建立干部双向交流机制，促进双方干部流动，进一步强化干部队伍建设，提高干部队伍总体素质。

（4）改革基金管理机制，打造统收统支运转体系。自2021年1月1日起，赣州市基本医疗保险和大病保险等各项收入按期归集至市级财政专户。对上级财政补助资金和市级财政补助资金由市财政部门按规定及时划入市级财政专户。同时，按"总额预算、首月预拨、按月清算、年终结算"的办法由市级统收统支。市级统一编制全市医疗保障基金预算。每年由市医疗保障、财政、税务等部门按照上级有关规定，统一组织各县（市、区）医疗保障、财政、税务等部门编制全市医疗保障基金收支预算草案，报市人民政府审核，经市人民代表大会批准后执行。将强化医疗保障扩面征缴和基金运行等管理指标分解下达至各县（市、区），各县（市、区）党委、政府合理分担、履行在医疗保障扩面征缴和基金运行等方面的主体责任，并纳入市级对各县（市、区）党风廉政建设、高质量发展等考核范畴。

（5）健全医保制度政策，打造完善规范保障体系。实施政策清理行动，要求各县（市、区）对市级统筹范围外政策进行全面清理和整合，强化"基本医保、大病保险、医疗救助"三重保障功能。实施城乡居民普通门诊、中医门诊、门诊特殊慢性病（30种）、门诊特殊检查（7种）、日间手术（25种）五费统筹，巩固完善基本医疗保险制度。推进生育保险和职工基本医疗保险合并实施，人均生育医疗费用报销同比增长42.29%。把高血压、糖尿病用药纳入医保。严格执行医保扶贫政策、优化经办服务流程，全市城乡贫困人口医疗保险运行平稳，稳定实施医保扶贫政策。与民政、残联、退役军人等有关部门建立动态信息沟通机制，对接调整 1 至 6 级伤残军人医疗补助等医疗救助政策，使医疗救助更加精准，探索多层次医疗保障体系建设。探索重特大疾病保险政策，推动相关商业保险公司开展第三方数据建模。落实疫情防控医保政策。新冠肺炎疫情暴发时第一时间向相关医疗机构下拨救治经费 3400 万元，严格执行先治疗后结算，全市所有确诊和疑似病例全部得到免费救治。出台"一减一延三不降"政策，全市减征企业职工医保费 9335 万元，缓缴企业医保费 6748 万元积极助力企业复工复产。

（6）改革机构管理体制，打造优质医药服务体系。进一步完善全市统一的医药机构定点评估管理办法；坚持"调整盘活存量、适度控制增量、提高运行质量"的原则，科学合理规划全市各级各类定点医药机构布局。推进乡村医疗机构医疗保障一体化管理，实现定点管理、报销政策、集采管理、医保结算、协议管理、基金监管"六统一"，统一全市定点管理。进一步加强基本医疗保险协议管理，完善健全与医疗机构协商谈判、激励约束、风险共担机制，强化医保协议约束效力，创新医保协议管理。完善定点医药机构履行协议考核办法和院长年薪制考核办法，突出行为规范、服务质量和费用控制考核评价。全市统筹执行国家三批和省一批中选药品集中带量采购，113 个中选药品价格下降，为全市节约采购资金近 6.2 亿元，其中为患者节约药费支出 3.4 亿元，深化带量集采改革。以医保大数据为依据，推行总额控制下按病种（点数法）为主，按人头、按次均、按床日、按项目等多元复合式医保支付方式，改革医保支付方式，推进医保支付方式改革覆盖所有定点医疗机构及医疗服务。

（7）创新医保监管体制，打造严密基金监管体系。设立监督执法局和医疗保障监测中心，构建基金监管科+监督执法局、监测中心、基金中心稽核审计科的"1+3"监管模式，为基金监管强化了组织保障。组织开展两定机构自查自纠、县级抽查和交叉检查等行动，2020年，全市定点医药机构检查全覆盖，处理违法违规医药机构1768家，共追回资金7270.34万元；处理违法违规参保人员29人，追回资金8.22万元，持续打击欺诈骗保行为。推动医保智能审核监控系统转型升级，建设集数据筛查中心、分派督办中心、分析预警中心为一体的智能监控岗，常态化对基金监测数据异常的定点医疗机构进行约谈提醒，提高监管智能水平。纵深推进信用监管，扎实开展国家基金监管信用体系建设试点，2020年8月在国家评选中获评优秀等次。构建了"一体推进、两端发力、三管齐下"的工作架构，完成全市595家医疗机构信用评分。结合实际确定定点医疗机构信用评价指标，实现两定医药机构、协会及从业人员信用承诺和教育全覆盖。

（8）创新医保服务体制，打造全市一体服务体系。充分发挥税务部门基层机构、乡镇卫生院、村（社区）"两委"和卫生室、镇村金融网点等的作用，借助医保线上+线下协同发展服务渠道，延伸医疗保障服务网络，实现市、县、乡镇（街道）、村（社区）经办服务全覆盖，创新医保治理格局。对接赣服通、赣州通等省市网上业务平台；推进国家医保电子凭证落地应用；开展国家自助开通异地就医直接结算服务试点，推广国家异地就医备案小程序，推进医保信息化建设。围绕建立"前台受理、后台经办，统一受理、属地经办、全市通办"的一体化经办格局，统一服务清单，打造标准化、规范化、一站一窗一单的经办服务模式，全面消除"同城异地"壁垒，优化医保服务方式。

2. 开展人员培训工作，培养专业人员团队

（1）学习外省先进经验，开展基层专项培训。赣州市主动学

习广州、厦门、南昌、上海等 DIP 支付发展良好地区的先进经验，邀请各地专家教授来赣州召开试点座谈交流会并且在各大医疗机构、医学院开展专题培训，对特定人员进行专项培训。例如，对上传病案首页的人员进行病案填写培训，使之能够规范、准确地填写病案首页，并且及时、完整地上传所需要的信息。对编码人员专门开展编码理论课程和上机实操课，加强编码人员专业技能。在开展基层培训的同时，赣州市还对全市医保基本情况、医保基金运行情况、医保支付政策情况、医疗机构和参保人情况、编码版本、信息化建设等情况开展调研工作。已经完成全市二级以上医疗机构全样本住院数据的采集工作，并已经提交给国家医保研究院的专家组进行病种分组确定。

（2）全市开展宣传宣讲，营造良好改革环境。赣州市在全市分别召开了 DIP 支付动员部署培训视频大会、区域点数总额预算和按病种分值付费试点启动会暨工作培训等会议，全市共开展线上线下培训 20 余场，加强对试点工作的宣传，确保涉及医保支付方式改革的有关机构、组织、人员等充分理解支付方式改革的目的，提高相关人员的积极性，为试点工作营造良好舆论氛围。

（3）组建相关专家团队，开启系统建设工作。赣州市按病种分值付费信息管理系统相关运营维护团队正式进驻赣州，全面开启信息系统建设工作，为充分发挥专家学者在医保支付方式改革中的技术指导作用，下发了《关于开展赣州市区域点数法总额预算和按病种分值付费（DIP）国家试点专家组成员推荐工作的通知》，细化了本地专家组，根据不同的职责分为管理专家组、首席专家组、编码专家组及临床专家组。

3. 出台相关政策通知，加快试点工作落地

一是下发《关于全面贯彻 15 项医疗保障信息业务编码提升

医保结算数据上传质量的通知》，开展15项国家标准编码贯标落地工作。二是下发《关于规范填报赣州市医疗保障局医保结算清单、医保版ICD编码及数据接口改造的通知》，定期通报，逐一验收，落实医保结算清单接口改造建设工作、加快推进医保版ICD编码落地使用。三是下发《赣州市DIP国家试点医疗机构历史病案数据分析报告》，详细剖析各级医疗机构病案首页填报质量的完整性、合理性和规范性，并提出针对性的改善建议。根据国家医疗保障研究院下发的病种入组相关情况进行本地化分组测算，初步确定核心病种7178种，入组病例189万例，覆盖率达86.1%。截至2021年4月30日，赣州市共下发了相关政策文件32项，大力推进试点工作落到实处。

（三）存在问题

1. 基层医疗机构信息建设滞后

全市二级及以下医疗机构的信息化建设还不完善，特别是乡镇卫生院甚至没有病案系统，不能上传疾病诊断病案编码，无法全面实现互联互通，对开展支付方式改革试点容易造成较大影响。

2. 基层医疗人员技能水平不足

人员专业技能方面，主要是医生疾病诊断水平不高和编码员配备不足，医生疾病诊断不规范，在个别一级、二级医疗机构甚至没有编码员或编码员经验不足，容易导致医疗机构疾病诊断编码高套或低编，严重影响病种分值，也将最终影响医疗机构的基金结算和收入分配。同时，医保专业性较强，涉及医学、药学、计算机、财务等多门学科，专业人才严重缺乏，面对DIP改革任务经办服务能力不足的问题更加凸显。

3. 异地就医与院外购药情况严重

DIP 支付还是针对职工和居民基本医疗保险基金，不能覆盖到门诊和异地就医病人，容易导致医疗机构选择性投机。同时实行 DIP 支付后，医疗机构势必会控制成本，医生为了降低住院均次费用，可能会使用比较便宜的药和耗材来控制费用，如果控制不合理，就会引发医疗保障不充分、降低服务质量的问题。还有可能要求家属门诊、院外购药，加重患者负担，增加信访纠纷，增加门诊统筹基金支出。

4. 支付改革与现有政策有冲突

实施 DIP 支付后，全市一个区域总额，无法按照医改要求对县域内医共体进行总额预付和结余留用，如何在 DIP 支付前提下做好加强医共体建设，促进分级诊疗，成为亟待解决的问题，还需要有关部门出台更多医改配套政策。赣州市已经实现基金市级统筹，如果县域内医共体总额和按床日付费不纳入 DIP 支付范围，势必导致医疗机构竞争不充分。

5. 基层医疗机构病案数据不足

赣州市乡镇级医疗病案样本数据不足，难以达到国家标准，同时上传的病案样本数据是 2017~2019 年的数据，数据略微陈旧，难以体现数据的即时性，但若采用 2018~2020 年的数据，又会因新型冠状病毒肺炎而产生对样本数据的影响，故在样本数据年份上还存在争议。

（四）政策建议

1. 加强基层医疗机构信息化建设

加强赣州市二级以下医疗机构信息化建设，尤其是乡镇卫生所等基层医疗机构，至少能够达到上传改革所需要的病案数据等基本信息，同时完善编码人员配置，保证每个一级以下医疗机构至少有一名编码员，能够完成对上传病案数据的疾病诊断病案编码，实现全市数据互通，为改革打好现实基础，提供改革支力。

2. 提升基层医疗人员专业化技能

在加强信息化建设的同时，继续对相关人员进行技能培训，无论是病案首页的规范填写，还是诊断数据的完整上传，目前的水平都远远达不到标准要求，因此要继续开展专项技能培训尤其是编码技能的培训，要使医务人员的编码技能更专业、编码人员的医学技能更专业，为改革持续输送人才，增添改革活力。

3. 提供改革基本政策配套化服务

拓宽DIP支付方式覆盖人群，使更多的参保人员能够享受改革所带来的红利；完善医疗机构补偿机制，重点关注成本核算，减少医疗机构方为了压缩成本而降低服务质量的现象；加强顶层设计，让支付方式改革的政策与现有医保政策相辅相成，提供更优质的服务是研究重点，同时制定与改革相配套、相适应的政策，为改革提供基本保障，加强改革效力。

4. 创新改革病案数据分级化举措

一级以下医疗机构由于资金不足、设备老旧、技术落后等原因，病案数据达不到国家医保局规定的分组基本要求，可以适当考虑将医疗机构分为两组，二级以上医疗机构作为一组，按照国家要求上传病案数据完成病案分组；一级以下医疗机构根据当地数据重新构建一套分组标准，为改革提供解决思路，减小改革阻力。

三、关于宜春市区域点数法和按病种
分值付费试点情况的调研报告

（一）基本情况

宜春市医保局于 2019 年 1 月 29 日正式挂牌成立，内设机构秘书科、医药服务管理科、基金监管科。2020 年 11 月 4 日，宜春市被列入区域点数法总额预算和按病种分值付费试点城市，开始了新的医疗支付方式改革之路。成立了试点工作领导小组，印发了《宜春市区域点数法总额预算和按病种分值付费试点工作实施方案》，争取了市政府专项资金支持；同时，出台文件开展精神病按床日付费，并就中医特殊病种实行单病种定额结算所需的病种、医疗费用和中医临床路径等开展相关工作。截至 2020 年底，宜春市职工医保参保人数 49 万人，统筹基金当期收入 127722 万元，支出 92164 万元，累计结存 195302 万元；居民医保参保人数 500 万人，统筹基金当期收入 385683 万元（当年核减前三年参保人数后被扣除三年财政补助 6 亿多元），支出 410780 万元，累计结存 232058 万元。试点工作涵盖 351 个定点医疗机构（占全部定点机构的 6.17%），其中三级医疗机构 2 个，二级医疗机构 94 个（占二级定点机构的 60.26%），一级医疗机构 255 个（占一级定点机构的 4.61%）。

（二）主要做法

1. 成立相关领导小组、下拨试点专项经费

宜春市被列入区域点数法总额预算和按病种分值付费试点城市之后，宜春市医保局主要领导迅速向市长和分管副市长汇报试点工作有关内容和要求，市政府领导高度重视，成立了宜春市试点工作领导小组，成员由市及县（市、区）政府分管领导和市直有关部门领导组成，并迅速下拨了 220 万元试点专项经费，要求市医保局、市财政局、市卫健委等相关部门全力组织实施试点工作，确保顺利完成试点任务。

2. 制定试点实施方案，起草试点相关文件

根据《国家医疗保障局办公室关于印发区域点数法总额预算和按病种分值付费试点工作方案的通知》和《江西省医疗保障局关于推进江西区域点数法总额预算和按病种分值付费国家试点城市有关工作的通知》等相关文件，结合宜春市当地实际情况，印发了《宜春市区域点数法总额预算和按病种分值付费试点工作实施方案》，成立了局试点工作领导小组，明确了宜春市试点工作任务目标、工作内容、实施步骤和工作要求。

3. 初步确定病种分组、积极展开专业培训

一是按国家医保局要求，按时按质上报前三年历史数据，并由国家医保研究院专家对上传数据进行了预分组，确定了 6698 个病种，入组率达到 97.45%。二是根据国家下发的预分组目录，结合宜春市实际情况，正在制定本地化的病种目录库。三是组织全市二级以上医疗机构分管院长及相关负责人开展了 DIP 试点工作初步培训，邀请专家对 DIP 的含义、覆盖范围、试点工作目标、工作内容、实施步骤等方面进行讲解，使各医疗机构对试点工作全面了解，同时要求各定点医疗机构加强数据质控管理，按要求完成信息化和标准化改造，为试点工作打好坚实基础。2021年 3 月 18 日，组织市、区两级医疗保障部门业务负责人和部分医疗机构业务负责人前往湖南省常德市参加当地 DIP 试点工作培训会，进一步了解掌握试点工作内涵。四是为确保试点工作顺利推进，由政府购买服务以公开招标方式委托第三方专业技术团队参与建立市病种目录库、病种分值确定、基金支付结算、基金监管等项目建设，目前正在执行政府招标采购程序。

（三）存在问题

1. 基层信息化建设差，专业团队人员缺乏

宜春市一级及以下的基层定点医疗机构的信息化建设相对落后，缺乏稳步推进 DIP 试点的现实条件。同时专业人员队伍建设落后，医务人员疾病诊断水平不高、病案首页填写不够规范准确、编码员配备不足，在一级以下医疗机构更加凸显，临床专业的医务人员不会编码，懂得编码的人员不专业，导致不能及时按要求上传疾病诊断病案编码，对 DIP 试点工作的稳步推进造成影响。

2. 相关人员积极性低，试点进度推进缓慢

对 DIP 试点工作的宣传不足，导致相关人员对 DIP 运行的规则、流程、目的等认识不足，各方人员对试点工作的推进积极性不高。同时，因为由政府购买服务方式委托第三方专业技术团队参与 DIP 试点工作属于政府采购项目，故必须由政府采购中心具体组织实施招标采购工作，而招标方案确定、挂网、评标等环节耗时较长，且试点工作属于全新的内容，专业性极高，首次评标因投标公司数量及标书质量问题产生了废标情况，在 2021 年 3

月 24 日又发生了废标，迟迟未能确定中标方，致使一些关键性的基础工作相对滞后，种种原因导致试点进度缓慢。

3. 监管体系尚未健全、公民机构矛盾升级

在区域点数法总额预算和按病种分值付费的支付方式改革下，各等级医疗机构支付比例由各医疗机构所提供的医疗服务总量和质量确定，且各等级医疗机构的统筹基金可支付额度不能互相挤占。由于目前市场监管体系不健全，监管力度不够，公立医疗机构存在着担心民营机构在医保支付实际操作中低分高套，以此大量牟利的情况，会加剧公立医疗机构、民营机构之间的矛盾。

（四）政策建议

1. 加强基层机构信息建设

加强市一级以下医疗机构信息化建设尤其是乡镇卫生院等基层医疗机构。支付方式改革需要全市医疗机构一起协同推进，因此要加大对基层医疗机构的基金支持，使之能够快速提高信息化程度，同时每个卫生所至少要配备一名编码员，达到国家对病案数据上传的最低要求。

2. 加强专业技能指导培训

一是加紧与国家医保研究院专家的沟通联系，进一步了解掌握试点工作思路和确定工作进程，同时能够及时掌握国家最新动态和要求。二是加强人员技能培训，组织各级医保部门、定点医疗机构多轮次开展试点工作培训，必要时再赴兄弟城市学习先进经验，同时学习其他试点的做法，对专业人员展开专项培训，尤其是编码技能。三是建立监督考核机制。强化试点过程管控，及时发现问题、解决问题，强化数据分析和清理，督促和指导定点

医疗机构抓好病案管理和数据上报，确保试点工作顺利推进。四是开展试点工作相关宣传，在全市范围内的各大医院多次举办关于支付方式改革的宣传讲座，提高群众对改革的积极性，加强群众对 DIP 的认知，为稳步推进支付方式改革营造良好的"土壤"。

3. 精简招标相关业务流程

精简由政府采购中心具体组织实施招标采购工作的相关流程，对整个招标方案确定、挂网、评标等环节在招标前做好部署工作。对相关人员进行招标工作的培训，要求招标相关方熟悉招标流程及招标要求。对标书质量提出明确的要求，尽可能减少废标情况，促进招标采购工作顺利快速进行。

4. 努力营造良好竞争环境

医疗支付方式改革中进行分值分配时应合理地考虑不同等级医疗机构之间的权重分配，注重公平的同时考虑多方面因素进行分配，以此营造良好的竞争环境。同时在公立医院和民营机构之间，政府应做好统筹管理，增加监管措施，尽可能避免民营机构出现低分高套的现象，破坏市场公平竞争。

四、关于鹰潭市区域点数法和按病种分值付费试点情况的调研报告

（一）基本情况

鹰潭市医保局于 2019 年 1 月 15 日正式挂牌成立，下设鹰潭

市医疗保险基金管理中心，编制数合计 25 个。当时鹰潭市医保基金运行告急，城镇职工和城乡居民基本医疗保险基金累计结余在全省设区市中也是排名靠后的，尤其是城乡居民基本医疗保险基金当期结余率为-1.91%，累计结余只有 3.6313 亿元，仅可支付 4.8 个月，处于基金风险预警期。为了确保鹰潭市医保基金不穿底，鹰潭市医保局把改进医保支付方式改革作为当前的一项重要工作来抓，积极探索在医保基金总额控制下的，以按病种付费为主，按人头付费、按床日付费等相结合的多元复合式医保支付方式，并先后启动实施了医保基金市级统收统支和定点医药机构信息报告制度试点工作，促进了医保基金的平稳运行。鹰潭市实施医疗保险基金市级统收统支后，基金使用效率明显提高，2020年度医保基金支出明显下降，累计结余大幅度增长，可支付月数显著增加。

（二）主要做法

1. 形成一个"体系"

鹰潭市经过不断探索，构建了"1+N"政策体系。"1"即鹰潭市政府出台的《鹰潭市医疗保险基金市级统收统支工作实施办法》，以该文件为蓝本，制定并出台"N"个配套政策文件：一是工作协调方面，出台了《关于成立鹰潭市医疗保险基金市级统收统支工作专项工作组的通知》，成立了八个专项工作组，明确了各专项工作组职责分工、工作任务和完成时限，进一步加强了各有关部门的沟通配合。二是基金财务方面，出台了《鹰潭市医疗保险基金上解下拨暂行办法》，进一步规范了医保基金上解下拨的具体流程，明确了累计留存基金的管理要求。三是定点医药机构层面，出台了《鹰潭市基本医疗保险付费总额控制工作方案》，科学精准制定医保基金总额预算，同时结合实际，遵照"主体唯一、属地签订、全市互认"的签订原则，重新对定点医药机构服务协议进行了编制调整，使其更加科学、精准，进一步加强对定点医药机构的管理。四是医疗保障部门层面，出台了《鹰潭市医疗保障工作绩效考评暂行办法》，从基金财务管理、基金监管、医药服务、待遇保障、信息化建设、经办服务等方面对各区（市）和各管委会的医疗保障部门明确了绩效考评细则。五是政府层面，印发了《鹰潭市人民政府办公室关于印发鹰潭市医疗保险基金市级统收统支工作考核方案（暂行）的通知》，以各区（市）人民政府和各管委会为考核对象，从财政配套资金到位率、缴费基数达标率（城镇职工）、参保人数增长率、参保覆盖率和医保基金违规支出追汇率等方面，构建了医疗保险基金市级统收统支工作指标体系，同时建立了市、区（市）两级人民政府医疗保障基金当期收支缺口分担机制。

2. 建立一个"制度"

自 2020 年 1 月 1 日起，率先在全省实行医疗保险基金市级统收统支改革工作，为实现"基金上收、数据集中、服务下沉"，建立"六统一"的市级统筹制度。一是覆盖范围统一。城乡居民医保制度覆盖范围包括现有城镇居民医保和新农合所有应参保（合）人员，即覆盖除职工基本医疗保险应参保人员以外的其他所有城乡居民。二是筹资政策统一。按照基金收支平衡原则，确定城乡统一的筹资标准。三是待遇水平统一。实施全民参保登记计划，按照平稳有序的原则，在全市范围内统一医疗保险参保范围和参保对象，统一医疗保险费率及缴费标准，统一保障待遇水平。四是基金管理统一。医疗保险基金实行市级统收统支，市、区（市）两级经办机构分别按规定设立医疗保险基金收入户、支出户，账户管理办法由市医疗保障局和市财政局另行制定。市医疗保障部门按照"以收定支、收支平衡、略有结余"原则，建立统一的医保基金预算管理制度，统一编制医保基金预算，严格按标准、按时足额支付医保待遇。五是经办流程统一。建立分工协作、适应经办服务一体化建设要求的市、区（市）两级经办管理体制，合理划分市、区（市）两级经办机构的责任，统一规范统筹区内经办管理服务。六是信息系统统一。建立完善涵盖参保登记、基金征缴、医险保险待遇支付、基金结算、统计分析等内容的医疗保障信息平台，推进统筹区内统一联网、直接结算，确保数据可交换、可监控，支持医疗保险基金市级统收统支的各项经办服务管理工作，实现业务财务一体化。

3. 明确一个"思路"

按照"国家统筹、省级负责、试点实施、专家指导"的总体要求，率先在全国开展医保监管定点医药机构信息报告制度建设试点工作。一是成立工作小组。成立了鹰潭市区域点数法总额预算和按病种分值付费国家试点工作领导小组，由市长担任组长，分管副市长任副组长，各区（市）长和市财政市卫健、市医保、市信息办等部门主要领导为小组成员，领导小组下设办公室，办公室设在市医保局，下设定点医疗机构组、信息保障组、经费保障组、监督检查组5个工作组，为统筹推进试点工作的开展提供组织保障。二是赴定点医药机构开展调研。确定牵头医疗机构和药店，就医疗机构和药店的医疗保障、医药定价、药耗招标采购、医疗监管等方面进行详细了解，并出台实施方案、确定工作措施。三是邀请专家来现场指导。2020年初邀请了国家医保局专家前来现场指导，提取了2017～2019年全市二级以上14家医疗机构的住院相关数据，并对以上数据项存在的数据质量问题进行现场指导。四是开展先行先试。根据全市定点医药机构实际情况，选取对象进行先行先试，提出指标调整设想，并通过信息系统在全市范围内进行推广，确保试点工作目标逐步落实。五是成立工作考察组。先后到北京市丰台区方庄社区卫生服务中心、河北省廊坊市医疗保障局考察学习医疗保障信息化建设工作，同时向国家医疗保障局汇报了鹰潭市医保监管定点医药机构信息报告制度建设试点工作情况，并得到肯定和认可。

4. 制定一个"方法"

结合 2018 年、2019 年鹰潭市城镇职工、城乡居民医保基金收支余情况，制定 2020 年鹰潭市定点医疗机构基本医疗保险总额分配计划。

一是一般定点医疗机构基本医保总额控制指标计算方法。根据 2020 年统筹基金预收入减去预留统筹基金总额，并结合 2019 年总额指标和实际执行情况对总额指标进行初次分配。分配方法为：

2020 年三级、二级、一级医疗机构总分配数＝2020 年可分配总额金额×（2018 年、2019 年统筹实际发生金额扣除违规费用的平均占比×80%＋2018 年、2019 年两年住院业务量平均占比×11%＋2018 年、2019 年两年门诊业务量平均占比×4%＋在岗执业医师、护士合计数占比×1.5%＋核定床位数占比×1%＋开放床位数占比×0.5%＋医疗机构等级占比×1%＋核定科室占比×1%）

再对 2019 年统筹实际发生金额较 2018 年出现负增长的按比例进行调减，得出最终分配金额。

二是特殊专科医疗机构基本医保总额控制指标计算方法。推进支付方式改革，精神病、脑瘫康复等特殊专科定点医疗机构自 2020 年 1 月 1 日起实行医保总额控制下的按床日付费方式。总额指标分配方法为：

城乡居民医保的初分配总额＝（各定点精神病医疗机构、综合医疗机构精神科、脑瘫康复医疗机构 2018 年、2019 年两年的城乡居民医保门诊慢性病和住院统筹支付基金总额－违规费用总额）/2

城乡居民医保的最终分配总额＝城乡居民医保的初分配总额×95%

城镇职工所发生的医疗费用因份额较小，不设总额控制标准。

三是门诊统筹费用总额控制分配方法。鹰潭市门诊统筹工作各地开展情况、进度不一，且门诊统筹实际发生业务量取数不同，因此 2020 年医疗机构的门诊统筹费用，按照实际发生的门诊统筹费用，考核合格后，可以突破门诊统筹费用总额控制指标，予以支付。各区（市）医疗保障局根据总额控制指标细分到各辖区内门诊统筹定点医疗机构。

5. 夯实一个"保障"

从财务管理角度出发，统一了全市基本医疗保险基金的收支标准和管理办法。基金财务方面，印发了《鹰潭市医疗保险基金上解下拨暂行办法的通知》，规范了医保基金上解下拨的具体流程，明确了累计留存基金的管理要求。印发了《规范我市基本医疗保险基金流转流程的通知》，进一步规范了基本医疗保险费税务征收后的基金流转流程。基金管理方面，从定点医药机构、医疗保障部门和政府三个不同层面出发，制定了科学的考核体系，通过多重考核抓手，实现医疗保险基金市级统收统支工作的目标管理。定点医药机构方面，印发了《鹰潭市基本医疗保险付费总额控制工作方案》，科学精准制定医保基金总额预算，切实提高医保基金使用效率。同时，遵照"主体唯一、属地签订、全市互认"

的签订原则，重新对定点医药机构服务协议进行了编制调整，使其更加科学、精准，进一步加强对定点医药机构的管理。医疗保障部门方面，印发了《鹰潭市医疗保障工作绩效考评暂行办法》，从基金财务管理、基金监管、医药服务、待遇保障、信息化建设、经办服务等方面，对各区（市）和各管委会的医疗保障部门明确了绩效考评细则，强化了医疗保障系统内的管理与督导。工作考核方面，印发了《鹰潭市医疗保险基金市级统收统支工作考核方案》，以各区（市）人民政府和各管委会为考核对象，从财政配套资金到位率、缴费基数达标率（城镇职工）、参保人数增长率、参保覆盖率和医保基金违规支出追回率等方面，构建了医疗保险基金市级统收统支工作考核指标体系，同时建立了市、区（市）两级人民政府医疗保障基金当期收支缺口分担机制。

（三）存在问题

1. 基层医疗机构信息化建设滞后

鹰潭市二级及以下医疗机构的信息化建设还不完善，特别是部分乡镇卫生院甚至没有病案系统，不能上传疾病诊断病案编码，无法全面实现互联互通。一方面，大多数医疗机构宁愿购买一套医疗设备以便更快地创造价值，也不愿花费精力去建设一套健全的信息化管理系统，这种狭隘、滞后的观念不利于推动信息化建设；另一方面，体现在资金的投入较低，建设新病案系统涉及建设费用，卫生院大多没有这块业务的经费预算，且信息接口工作涉及支付第三方机构（东软公司）信息接口费用，医疗机构知道医保系统将要更换的消息后，更不愿意在信息建设上投资。

2. 医保支付方式改革联动不足

医保支付方式改革涉及医保体制、卫生体制、药品流通体制三大领域。2016年，最高行政机关深化医药卫生体制改革领导小组提出，要建立医疗、医保、医药"三医"联动工作机制，推进医改向纵深发展。然而，在实际操作中，由于现有医药卫生体制中的政策分割、管理和协调难度大，以及医疗成本高、道德风险大等问题并未解决，阻碍了医保支付方式改革部门联动的实现。鹰潭市是全国智慧城市试点城市之一，所有信息化项目均需市工业和信息化委、发展改革委、行政审批局等多个部门进行立项、评估、审批，手续较多，耗时较长，目前该项目还在市行政审批局走程序审批。此外，缺乏对不同参与主体行为的指引，造成相关政府部门和医疗机构等主体无法可依，存在较大的寻租空间和道德风险，由此容易产生各种矛盾，缺乏用以评判标准的相应制度，最终将影响支付方式改革的实际效果，阻碍医改的进一步深化。

3. 难以确定与调整按病种分值付费的分值

准确确定病种分值是科学有效地实施按病种分值付费的前提，但鹰潭市医保局、人民医疗机构、中医疗机构等相关单位对于病种分值的确定以及合理性存在较大争议。病种分值的最终确定者是医保部门，但由于疾病的复杂性，医保部门也难以完全准确地判断出每个病种的实际医疗资源消耗量，导致病种分值的确定出现偏差。另外，随着医疗技术水平的不断进步，同一病种的资源消耗量也不是不断变化的，相应的病种分值也需要及时调整。医保工作专业性较强，涉及医学、药学、护理、计算机、财务等专业，专业人才严重缺乏，面对支付方式改革任务，经办服务能力不足进一步凸显，部分病种分值调整相对滞后。同时一级及以下医疗机构病案首页质量难以达到国家标准，并且二级及以下甚至是三级医疗机构的本地样本量都不足以达到要求。

4. 医疗机构等级系数的确定存在争议

不同级别医疗机构在收治同病种的病人时，由于存在病情复杂程度、医疗机构技术水平等差别，其费用会出现较大差异。在实施按病种分值付费的过程中，设置医疗机构的等级系数，在计算医疗机构病种总分值时能够起到加权值的作用。等级系数确定的基础是往年病例的费用数据，显然包含了以往的不合理费用因素，采用这种方法确定的等级系数，反而固化了旧的卫生资源分配格局，对三级医疗机构有利，资源容易向上集中。为保证危重患者能够得到三级医疗机构的诊疗，需要给予三级医疗机构较高的等级系数。而过高的等级系数，可能让三级医疗机构（主要是大量病床闲置的医疗机构）收治大量的轻症病人。因此，一级、二级医疗机构普遍认为自己的等级系数太低，存在不公平性。

5. 相关专业人员不足

医保支付方式改革专业性较强，鹰潭市在相关专业人员方面存在较大缺口。一是编码员配备不足，全市二级及以下医疗机构医务人员疾病诊断水平不高，多数不能完全按照要求上传疾病诊断病案编码，影响 DIP 试点工作的推进。二是缺少本地相关专家团队，鹰潭市主要依靠邀请国家医保局和各研究机构、公司等相关专家进行指导工作，这样做存在两个弊端：一是外地专家对本地情况的了解没有本地专家充分；二是后续在推进医保支付方式改革出现问题时难以及时依靠专家团队解决。

（四）政策建议

1. 建立全省统一信息系统

积极推进"互联网+医保"服务，推广应用医保电子凭证，建立全省统一的医保信息系统，加快推进服务事项网上办理，就医购药扫码即可、刷脸就行，让数据多跑路、群众少跑腿。一是建立常态化通报机制。根据医保电子凭证推广进度，省医保局对各市（区）推广应用工作进度情况实行每月通报。并将医保电子凭证支持工作纳入 2021 年度的医保签约协议，要求定点医疗机构一定期限内完成改造。二是完善应用场景强化服务。各定点医疗机构 HIS 系统按医保局提供的接口规范进行相关改造，并配备扫码设备即可支持医保电子凭证在院内的结算使用。同时全面推进全省医保信息系统实现脱离社保卡的电子凭证医保独立结算功能建设。三是深入基层强化宣传。通过线上线下相结合的方式，全覆盖、多频次开展宣传推广，主动对接各市（区）教育部门、学校，共同推广医保电子凭证应用，推动医保电子凭证激活进校园、进社区、进乡村，提高"医保电子凭证"的知晓率和使用率。

2. 建立相对统一支付体系

针对不同医疗服务的特点，试推行以按病种付费为主的多元复合式医保支付方式，实现从后付制转向预付制。一是病种分类住院结算模式。根据近年来当地医疗组织实际运营情况，明确实际诊疗结算指标。若限额标准高于医保病患实际诊疗费用，在结算时，应依据实际结算的医疗费用，以及相关规定中明确的个体分担比例结算，基金部门依据基金担任最高限额和医疗组织清算费用。若限额标准低于参保病患的诊疗费用，病患与基金部门应依据限额标准与诊疗费用分别承担额度比例和医疗组织清算，超额的诊疗经费应由医疗组织自身承担。二是补偿控制性资金量结算模式。在明确实际参加医保人口及筹集经费总额的基础上，提取资金量的 10% 用作医疗风险调解，剩余资金应用作补偿性诊疗费用。在保障患者诊疗中住院及门诊得到资金补偿后，其余医疗经费用作患者住院资金补偿。超额的诊疗费用应依据国家相关政策规定，由医疗组织依据一定比例实施重新分配承担，保障患者及时得到医保补偿资金，享受合法的医保补偿权益。三是日付结算型结算模式。患者住院日付结算方式，应依据医疗组织实际情况的差异，制定并执行不同的结算方式。一方面，依据不同病种实施分类，并拟定相应的医疗费用结算指标。患者在出院后应依据相关指标，将自身住院期间诊疗费用依据一定比例支付于医疗组织。另一方面，应对住院病种实施精准分类，不同的病症及诊疗过程也具有差异性。在数据分析与整合时，为确保病症间避免重叠以及交叉情况，可将患者划分为危急重症患者以及手术患者等，或依据患者科室实施分类。依据病症将患者分类后，患者出院时，可凭借住院天数进行诊疗费用结算。

3. 建立科学预算管理机制

总额控制是开展各种支付方式改革的基础。总额预算付费方式将医保基金预算分配到统筹地区内的所有医疗机构，涵盖住院、门诊等在内的所有医疗服务，以实现对医疗费用增长的总体控制，确保医保基金的可持续发展，从而为支付方式的进一步改革和细化创造条件。一是建立付费标准动态调整机制。增强总额预算的弹性，为总额预算预留一定的调整空间，减少医疗机构年底突击控费而造成被保险人利益受损的现象。二是建立年终结算合理的分担机制。按照"结余奖励、超支分担"的原则实行弹性结算，以此作为季度、年度最终结算的依据。三是实行适合医联体发展的支付方式。对紧密型医联体、医共体实行医保总额付费。医保部门、医联体内的医疗机构共同确定本年度医疗保险支付总额，实行"总额预付、结余留用，超值分担"的年终清算原则，提高定点医疗机构加强管理、控制成本、提高质量的积极性、主动性。对医联体内符合规定的转诊住院患者连续计算起付线，推动分级诊疗的实现。

4. 建立医保基金监管机制

支付方式的顺利运行，除要有合理的制度作为基础外，还需要有效的监管作为支撑。要建立和完善多方参与的医保基金监管制度，发挥社会的专业性力量，并运用现代信息技术手段，以"互联网+"、大数据等方式对医疗服务的关键环节与结果进行监管，力求保障制度的良性运行。一是完善医保服务协议管理机制，将监管重点从单纯的粗放式费用控制逐步转向科学控费，即同时实现控制医疗费用不合理增长和促进医疗服务质量提升的双重目标。二是创新医疗服务的监管模式，将社会机构和市场机构的资本、专业优势、效率、灵活性引入医保基金监管中，借助社会力量开展信息化平台搭建，提供智能审核与监控服务，并创造出结合公私部门双方优势的监管效果。三是建立基金预拨付机制，有条件地区的医保部门可以根据总额控制指标的一定比例设立周转金，向符合规定的定点医疗机构进行预拨付，以缓解医疗机构垫付资金的压力。

5. 建立机构协商谈判机制

医保付费方式和标准的确定，基本上取决于购买方与服务提供方之间的协商谈判过程。为确保顺利实施，相应的支付方式需要得到服务提供方、购买方的共同认可。鉴于此，协商谈判机制是支付方式改革顺利推进的重要条件。一是制定协商谈判方案。各级医保经办机构按相关政策规定，合理确定协商谈判事项，科学制定协商谈判方案，明确协商谈判内容、主体、时间及通过协商谈判拟达成的预期目标。二是组织协商谈判。各级医保经办机构根据协商谈判方案，组织协商谈判。协商谈判时，双方就谈判事项进行充分沟通，达成一致意见。要对协商谈判过程进行记录并留存归档。协商谈判一般为双方谈判，特殊情况也可三方或多方谈判。三是签订协议或履行承诺。医保机构应树立"契约管理"的观念，及时主动与医疗机构协商沟通，建立医保协商谈判的制度性规范，将谈判中达成的共识尽快落实到相关规范或协议中，用契约的形式来约束彼此的行为。协议或承诺期内，双方要严格履行协议或承诺，违反协议条款或承诺的，按相关规定处理。

五、关于上饶市按疾病诊断相关分组
付费试点情况的调研报告

（一）基本状况

截至 2019 年底，上饶市全市常住人口 683.3 万人，全年全市城镇居民人均可支配收入 37456 元，全年全市城镇居民人均生活消费支出 20735 元。年末参加城镇基本养老保险人数 118.6 万人，其中，在职职工 77.6 万人，退休人员 41.0 万人。参加城镇职工医疗保险人数 52.8 万人，其中，在职职工 31.5 万人，退休人员 21.3 万人。参加城乡居民基本医疗保险人数 651.3 万人，城乡居民医保基金支出 4.7 亿元，城乡居民参保率 95.3%，参保县比例 100%。全市共有各类医疗卫生机构 7235 个（含村卫生室）。其中，医疗机构、卫生院 386 个，妇幼保健院（所、站）13 个，专科疾病防治院（所、站）16 个，疾病预防控制中心 13 个，卫生监督所（中心）12 个。卫生技术人员 33595 人。其中，执业医师和执业助理医师 12141 人，注册护士 14662 人。医疗机构和卫生院床位 35531 张。其中，乡镇卫生院床位 7250 张。

（二）主要做法

1. 抓住数据质量关键，打通"样本关"

上饶市已完成两轮的历史数据采集和清洗工作，首轮采集了 2016~2018 年全市二级以上公立医疗机构患者信息、费用信息、结算信息和病案首页数据。2020 年 4 月又追加采集了 2019 年的历史数据，总计采集数据量 160 余万条，经清洗后可入组数据量为 86.9 万条，基本可覆盖细分组病种入组要求（上饶细分组方案规定每组必须达到 20 条为稳定细分组），并重点采用 2019 年的住院数据作为分组依据。高质量、高标准的样本数据，为市 DRG 支付体系建立和落地奠定了扎实基础。

2. 抓住编码统一关键，打通"标准关"

上饶市统一了有关 DRG 支付管理的基础编码，统一执行国家颁布的疾病分类编码、手术操作编码、诊疗项目编码、药品分类编码、医用耗材编码、病案首页等标准，并做好国家卫健委《疾病分类与代码》（ICD-10）和《手术及操作分类与代码》（ICD-9-CM-3）国家临床 2.0 版与国家医保版的映射转换上传。医保经办机构依据《医疗保障基金结算清单》与试点医疗机构进行结算。同时，在推进国家医保局 15 项基础编码中，上饶市着重做好疾病分类和手术操作分类代码、病案首页规范、医保结算清单这 4 个与结算密不可分的重要编码工作，极大提高了医保管理的规范性和监管的支撑作用。

3. 抓住平台建设关键，打通"技术关"

上饶市搭建了 DRG 综合应用管理测算平台，平台由基础信息管理、病案采集系统管理、DRG 分组系统、DRG 基金结算系统、门户系统、权限系统六个模块组成；并单独建设了上饶市病案首页质控系统，主要用于适合全市统一的 DRG 支付和 DRG 绩效双管理要求；推进系统接口改造工作，下发 DRG 市平台与各医疗机构信息系统数据交互的接口规范，完成了与现有医保系统和 8 家先行试点医疗机构的系统对接。通过了系统构建和接口改造工作，从技术层面实现了 DRG 支付体系运转的平台支撑。

4. 抓住制度体系关键，打通"管理关"

上饶市初步完成了 DRG 支付管理的制度体系制定，于 2020 年 7 月出台了《上饶市基本医疗保险住院按疾病诊断相关分组（DRG）付费方式结算细则（试行）》，内容覆盖 DRG 适用范围、编码规范、分组规范、权重和费率、总额控制指标、DRG 控制指标、入组规则、结算流程和监管措施。此外，为了统一 DRG 分组体系，强化实际操作管理，上饶市严格执行《国家医疗保障 DRG 分组与付费技术规范》和《国家医疗保障 DRG（CHS-DRG）分组方案》，确保 26 个主要诊断分类（MDC）和 376 个核心 DRG 分组（ADRG）与全国保持一致，并对分组体系进行本地化改造。

5. 抓住组织培训关键，打通"思想关"

从 2019 年 7 月开始，市医保局共组织了七场针对市级相关科室和试点医疗机构负责人的专项培训，培训 120 余人；承担并组织了国家医保 DRG 试点城市培训，省级专家和全省各设区市医保局分管局长和相关科室负责人、11 家省级定点医疗机构和全市二级及以上医疗机构共 300 余人参加了此次培训。通过召开会议、培训等各种方式，全市医保系统干部队伍思想高度统一，明确了上饶市主要采用以 DRG 支付为主的支付方式改革总体目标。除前期部署的 8 家试点医疗机构，其他很多医疗机构已经开始意识到 DRG 支付改革的必要性和重要性，纷纷表示愿意提前进入试点。目前，按国家医保局统一部署要求，江西省已经建立起一支涵盖省市两级 30 多人的培训专家队伍。上饶市已经对各试点医疗机构病案首页质量管理、信息化建设、临床路径开展情况及相关业务工作流程进行了现场调研，试点工作起步平稳、进展良好。下一步，上饶市将在国家专家指导组的指导下，培养一支业务能力强、管理水平高的经办队伍和专家支持队伍。

在 DRG 试点工作推进中，工作成效已经逐渐显现，形成了全市医保机构、医疗机构共同推进 DRG 支付改革的浓厚氛围，建立了统一的编码标准和分组依据，为医保基金规范化运行和精细化管理提供了坚实基础。同时，进一步提高了医疗机构临床路径管理和服务意识，统筹推进分级诊疗、公立医疗机构、家庭医生等改革，形成医疗、医药、医保"三医联动"的良好局面。

（三）存在问题

1. 病案质量不高

医保支付方式改革的本质实际上就是结算单元由费用明细条目转变为住院病例，由事后付费转变为前瞻性付费。由此病案数据质量的必要性和重要性大大提升，国家医保局发布了医保结算清单规范，作为按病种支付的结算数据核心标准。医保结算清单需要满足医保审核及结算的需求，虽然脱胎于住院病案首页，然而病案首页的填报目的、规范与结算清单差异巨大。

2. 发展观念保守

DRG 的实施带来了支付方式改革，改变了医保与医疗机构的结算方式，从以往的按项目付费转变为按病种（组）付费，给每份住院病例的劳动产出赋予预定额，医疗机构的收益将与其每单位产出的资源消耗负相关，合理利用医疗机构效益最大化、费用最小化的杠杆，达到保证质量、降低费用、病人满意、医保平衡。通过试行 DRG 支付改革的地区经验可以归纳出，医疗机构的医保基金超支情况逐年下降，同时，医疗机构纯收入大幅提升，给医疗机构带来了巨大的观念冲击。具体表现为：一是医疗机构不再是规模越大收益越大，盲目的扩张不再会带来预期的收益。二是这种新的支付制度是与医疗机构科室部门细分的趋势相违背的，按照医疗机构现行的绩效管理方式，部分科室部门（如检验检查）可能会造成持续亏损，从而造成临床医生的误解甚至抗拒。三是医保政策改变而医疗机构内部不变，仍然按照医疗机构、科室、个人的收入减去支出进行直接的利益挂钩，从而出现小病大治、高靠标准的新式骗保行为。这种外部的环境变化需要医疗机构内部改革绩效与薪酬制度来促进医务人员的行动落实。四是医疗机构绩效分配办法需要从按项目转为按病组，院内绩效需要重构。五是 DRG 支付方式增加了医疗机构的核算成本。具体表现为 DRG 支付方式的提出与应用使医疗机构不得不健全完善内部成本控制制度，提高诊断质量与效率，提高医疗质量，重视医疗安全，从而增加了医疗机构管理成本。

3. 监管力度较低

以前按项目付费的监管主要集中于患者治疗过程中的合规性、合理性问题，而按病种（组）付费则更关注治疗结果，针对编码选择和病案质量造成的低分高套等新式骗保行为，目前还没有高效精准的监控手段，无法形成标准化的评判机制，只有在拥有临床经验和专业编码知识的编码人员审查病历后，才能给出权威评判。DRG支付方式改革为医疗行业的监管审查带来了新的重点，也提高了监管难度。

（四）政策建议

1. 开展改革技能培训

多次多地开展对专项人员的专业技能培训，"对症下药"开展病案课，使之能够标准、完整地填写病案首页；开展编程课，使之掌握上传病案诊断数据基本编码能力。同时邀请外地专业人员、团队来市进行培训、传授经验，加强建设一支本地专家团队。

2. 举办改革宣传讲座

加大宣传力度，在各大医院不定期举办支付方式改革宣传讲座，加深医疗人员及普通群众对DRG的认知，了解支付方式改革推行的原理、意义、目的，消除群众对DRG的错误认知以及抵触心理，提高医疗机构、参保人员的积极性，为改革营造良好的氛围。

3. 完善改革监管体系

在加强现有监管标准的同时，加强对改革所造成新问题的监管，如公立医疗机构、民营医疗机构可能为了逐利而出现低分高套行为，还要加强对第三方数据的监管，不断结合现有问题完善监管体系，为改革营造良好的竞争环境。

六、关于吉安市按疾病诊断相关分组
付费试点情况的调研报告

（一）基本情况

2020 年，吉安市医保基金收入为 62.14 亿元，其中职工 19.18 亿元，较上年同期的 17.98 亿元增长 7%，居民 42.99 亿元，较上年同期的 40.58 亿元增长 6%。2020 年，医保基金总支出为 59.43 亿元，其中职工 15.4 亿元，较上年同期的 14.64 亿元增长 5%，居民 44.03 亿元，较上年同期的 41.42 亿元增长 6%。2020 年，医保基金当期结余 2.73 亿元，其中职工 3.78 亿元，居民−1.05 亿元；累计结余 38.86 亿元，其中职工 25.46 亿元，居民 13.40 亿元。

（二）主要做法

1. 做好市级统收统支工作情况落实

2020 年 6 月，吉安市医保局抽调人员组成医保基金市级统收统支专班小组，起草了医保基金市级统收统支工作实施方案。经多次征求市直相关单位和各县（市、区）人民政府意见后，形成了方案正式稿上报市政府批准。2020 年 10 月 9 日，《吉安市医疗保险基金市级统收统支工作实施方案》正式印发。

审计部门完成对各县（市、区）的医疗保险基金审计并出具审计报告；各县（市、区）医保局已按要求将医保基金上划市级财政专户，共上缴医保基金 17.6 亿元，其中职工医保基金 12 亿元，居民医保基金 5.6 亿元，未到期的定期存款各县（市、区）医保局将按规定在到期后及时上缴。

配套文件制定情况。一是建立了吉安市医疗保险基金市级统收统支工作联席会议制度；二是制定了吉安市医疗保险基金市级统收统支监管工作制度；三是制定了吉安市医疗保险经办工作年度综合考核工作规定。《吉安市医疗保险基金结算管理办法》《吉安市医疗保险基金收支管理实施细则（暂行）》因与市财政部门沟通未达成一致，未下发。

2. 推进医疗收费电子票据管理改革

医疗保险电子收费票据的信息化建设主要由吉安市财政局牵头，吉安市医保局配合。市财政局组织召开启动落实培训会议，市医疗保障局相关领导和人员参加了会议。一是协助财政局做好电子票据推广工作，要求各级医保部门认可财政电子票据，在手工报销时，认可电子票据的有效性。二是加强与财政部门及软件公司的沟通，做好有关的解释宣传工作。

3. 按疾病诊断相关分组（DRG）付费改革

为了提高医保基金使用绩效，不断提升医保科学化、精细化、信息化、规范化管理服务水平，根据国家和省医保局相关政策精神，2020 年，吉安市医保局启动 DRG 支付改革试点工作。计划按照"先试行，后评估，再应用"的思路稳妥推进，从三级综合公立医疗机构逐步覆盖至全市二级公立医疗机构；医保、卫健、财政等部门相互配合，协调系统性推进此项改革工作。

2020 年 8 月已完成项目招投标及合同签订，由平安医保科技公司承建；当年医保局联合市卫健、财政部门印发《吉安市按疾病诊断相关分组（DRG）付费方式改革试点工作方案》，联合市卫健下发的吉安市 DRG 各专家工作组相关文件，先后召开了 3 场专题培训。完成了 DRG 系统部署及对第三方的接口联调工作，收集了 2017~2019 年全市二级及以上医院的历史病案首页数据，并初步制定了吉安本地 DRG 分组器。

4. 设立吉安市医疗保障监测中心

2019 年 8 月，经市委编委同意，设立吉安市医疗保障监测中心，为市医疗保障局下属公益一类事业单位（全额拨款），定编 5 名，设主任 1 名、副主任 1 名，负责全市医保基金监测工作。2020 年 1 月，医保局通过遴选考录 3 名专业技术人员，9 月调入 2 名管理人员，人员已全部到位。

5. 建设医保经办服务网络

吉安市本级和 13 个县（市、区）各设有 1 个医疗保障服务中心，井开区未设立独立的医保经办机构（其医疗保险经办工作职责由井开区社会保险管理服务中心承担），各级医保经办网络建设由当地政府和医保部门负责建设。市县两级医保中心均向社会公布了医保窗口办公地址和联系电话。

市级医保经办服务网络建设基本情况。吉安市医疗保障服务中心为吉安市医疗保障局下属全额拨款事业单位，负责市本级医保经办业务和承担指导县（市、区）医保经办机构的职能。编制 16 人，实际在编在岗工作人员 8 人，政府购买服务 2 人，大病保险公司劳务派遣联合办公人员 16 人，在吉安市行政服务中心设有医保经办窗口（工作人员 10 人）。

县一级医保经办服务网络建设基本情况。吉安市 13 个县（市、区）均设立了县级医保中心，其中副科级 10 个，股级 3 个，工作人员合计约 380 人，县级医保经办窗口全部进驻了当地行政服务中心。

乡镇一级医保经办服务网络建设情况。吉安市所有乡镇便民服务中心均能承办医保经办业务，主要涵盖居民参保、居民参保信息变更、门慢特病种申报、医保报销和医疗救助等业务。其中11个县（市、区）在乡镇便民服务中心设有医保专窗并配有1~2名工作人员。

村一级医保经办服务网络建设情况。吉安市医保经办服务网络还未延伸至村一级，但为了方便居民缴费，在村一级普遍由村干部代缴城乡居民基本医疗保险保费。吉安市政务服务管理办公室征集了《吉安市统一村（社区）公共服务指导性目录》的意见和建议，下一步将对全市村（社区）一级经办体系进行统一布局。

（三）存在问题

1. 市级统支统收的问题

一是医疗机构的业务增长指标增速远高于医保基金收入的增幅，医保部门的总额控制与医疗机构的业务发展存在冲突，总额控制指标缺乏系统性指标的支持，科学性、权威性不够。二是市级统收统支后，各县（市、区）及财政部部门对基金缺口分摊不理解，当基金出险时基金缺口分摊落实难。三是省级层面下达统收统支的文件中，对征缴激励机制的具体指标加以明确，各地自行去争取激励资金有一定难度。

2. 基金运行出现的问题

一是居民医保当期出险县区偏多。居民全市当期出险，且当期出险县区共9个，分别为吉州区、青原区、吉水县、峡江县、新干县、永丰县、遂川县、万安县、井冈山市。二是基金累计结余总量适中，但居民可支付月数不足。全市医保基金累计结余可支付月数 8 个月，其中职工 19 个月，居民仅为 4 个月，略高于可支付 3 个月的警戒线，低于 6~9 个月平均可支付水平，远低于全省累计结余可支付 9.7 个月的平均水平，居民基金运行风险偏高。

3. 统计报表出现的问题

一是统计分析指标更新与当前政策文件存在脱节，小部分指标不能作为分析报告依据，需要等省里通知修改。二是缺乏专门的统计报表培训视频，对于各项指标的细则说明只能依靠文件和经验去提取。三是一些数据的填报依据认知不同，如在职与退休人员应等于统账缴费人员的加总，但考虑到退休人员个人不缴费，是否属于缴费人员就存在认知差异。

4. 按疾病诊断相关分组（DRG）付费改革的问题

一是试点医院病案基础数据达不到要求，质量较差。2020 年已收集的历史病案编码数据没有做医保版 1.0 的编码映射，达不到 DRG 系统要求；系统对接后，关于标准病案编码编写问题、映射转换问题均未能达成一致意见，现行的病案数据质量同样达不到要求。二是本地技术人才严重不足。一方面，试点医院的病案编码人员比较匮乏，市中心人民医院 2 名，井冈山大学附属医院 2 名，东方医院 1 名，试点医院管理层懂 DRG 技术的也非常少；另一方面，医保局缺少 DRG 专业人才，加上市医保机构编制少，工作人员都是身兼数职，在 DRG 方面投入的精力有限。三是部门协同推进的合力不够。按照试点工作方案，卫健部门负责做好病案首页数据采集工作，制定行业标准和规范、加强临床路径管理等，督促各试点医疗机构按时完成信息化和标准化改造，确保数据填报上传的及时性、准确性、真实性，利用 DRG

对医疗机构进行绩效管理与考评，但实际操作难度极大。

（四）政策建议

1. 针对基金运行问题提出的建议

首先，加强基金收入管理。一是市、县两级同步开展医疗保险基金运行情况自查自纠、审计、移交等工作，在规定的时间节点将医保基金转入市级财政专户，将每月基金上缴纳入季度考核指标，对不按时上缴的县区取消年底评优资格。二是联合财政、税务部门制定下发年度征缴目标任务，制定相应征缴激励措施，提高基金征缴率。其次，强化基金支出控制。一是压实控费责任。每年依据全市收入总额形成各县（市、区）总额控制指标，对当年基金支出超总额控制部分由市、县两级财政按比例分担，对当年基金支出未超总额控制的结余部分以记账形式保留一定额度留存各县（市、区）结转使用。市、县医保部门负责属地定点医疗机构控费，加强两定医疗机构总额控制管理。二是优化结算模式。将结算模式由原本按参保地结算改为按就医地结算，确保管理权与控费责任一致。最后，争取加大新冠疫苗和接种费用财政补贴力度，维持基金安全运行。按照国家和省医保、财政、卫健三部门关于新冠疫苗和接种费用保障工作要求，以全市452万名城乡居民计算，此项费用城乡居民医保基金需支付6.3亿元左右。在保障新冠疫苗和接种费用后，预计支付月数仅剩2个月，将极大加剧基金运行风险。因此，吉安市医保局向财政发函建议加大此项费用的财政补贴力度，力争城乡居民基金维持在3个月警戒线以上。

2. 针对统计报表问题提出的建议

一是报表指标的差异认知急需国家或省里的确认文件。二是汇总报表关键信息点或者指标需要有视频讲解。三是解决与财务基金报表的脱节问题。

3. 针对 DRG 改革的建议

一是省局能否出台与国家谈判药品"内缺外购"相关的政策或者扩充江西特药目录，提高国家谈判药品的可及性，让参保群众能够及时享受医保药品目录政策红利；或者联合相关部门推动国家谈判药品在定点医院落地。二是建议省局尽快制定全省统一的两定机构准入评估办法。在全省统一的两定机构准入评估办法出台前，建议可继续按照赣人社 2016 年 40 号文件精神，两定机构准入评估可由各级医保经办机构组织实施。

4. 设立医疗保障监测中心的建议

一是用好第三方监管力量。2020 年，吉安市医保局通过公开招标，确定人保健康吉安中支为医保局第三方基金监管力量，协助监测中心开展监督检查。二是发挥好驻院代表、住院巡查人员监管作用。吉安市医保局在制定 2021 年大病保险招标方案时，要求各商保公司向二级以上医疗机构派驻驻院代表及住院巡查人员，加强对定点医疗机构的日常监管。下一步，医保局将制定具体的管理办法和考核方案，发挥好这支队伍的作用。三是通过招聘编外人员，解决监测中心急需的医学、信息人员，充实监管力量。四是建议省监测中心加强对地市监测中心的业务指导、技能培训，提升编外人员业务素质。